JN416397

소화기내과 전문의가 말하는

당신의 위장은 건강하십니까?

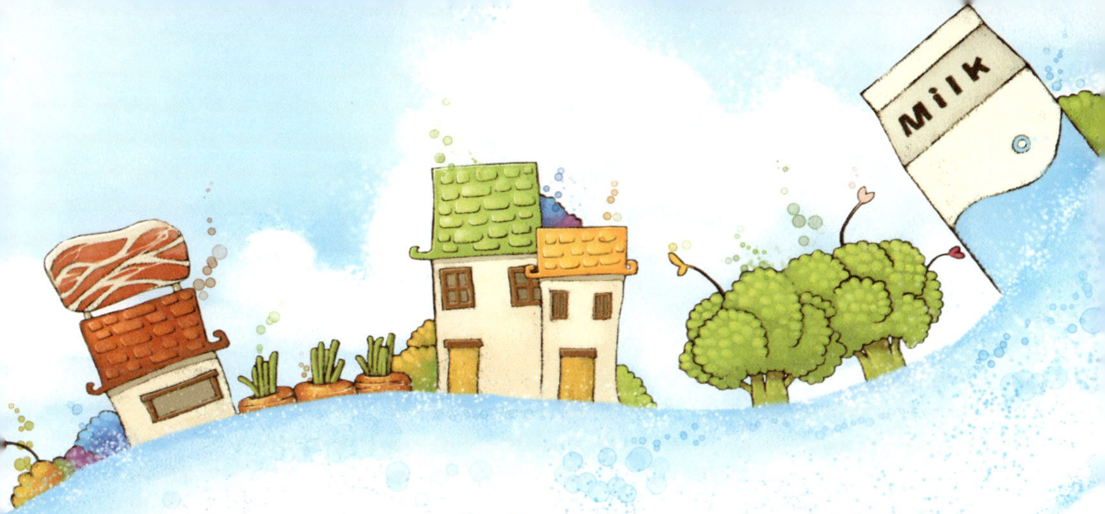

소화기내과 전문의가 말하는

당신의 위장은 건강하십니까?

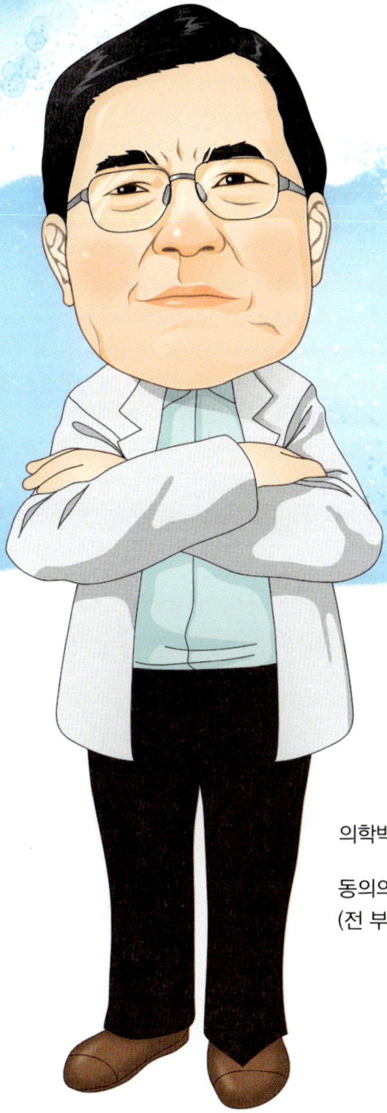

의학박사 **양 웅 석**

동의의료원 명예원장
(전 부산대학교병원 병원장)

고려의학

머리말

저자는 부산 의대에서 소화기병학을 전공하면서 학생, 전공의 및 전임의들을 교육시키고, 부산대학교병원 소화기내과에서 진료를 하였으며, 대학을 정년한 후 병원들에서 소화기계 환자를 계속 진료해 오고 있다. 이 책은 이러한 저자의 교육과 진료 경험을 바탕으로 소화기 관련 문제들과 그 해결책에 대해 다루었다.

제1부에서는 진료실에서 환자들이 자주 호소하거나 문의해 오는 증상들에 대해 설명해 주는 형식으로 구성하였다. 소화기계의 만성적인 질환은 환자가 그 질환을 치료받는 과정에서 스스로 그 질환을 관리해 나가는 데 도움을 주기 위해 질환의 개요와 그 관리 방법을 기술하였다.

제2부에서는 식도에서 대장까지 부위별 기능과 자주 발생하는 질환들에 대한 원인, 증상과 치료에 대해 기술하였다.

제3부에서는 영양 분야에 대한 내용으로 주사용 영양제, 경구용 영양제, 먹지 못하는 환자에 대한 영양 공급 방법, 일반적 식사 지침, 표준 체중과 비만을 관리하는 방법 등을 기술하였다.

제4부에서는 약물의 효과적인 복용 방법에 대해 다루었는데, 여러 종류의 약물을 동시에 처방받은 경우 어떻게 약물을 복용하는 것이 효과적인가에 대해 기술하였다.

제5부는 영상 의학적 진단에 대한 내용으로 초음파. CT, MRI, PET-

CT 등 영상 진단의 특성 및 방사능에 대해 기술하였다.

제6부에서는 건강 관리를 위한 일반적 상식, 암 예방, 건강 진단, 식중독 예방 등을 기술하였다. 특히 정기적 종합건강검진을 어떻게 받는 것이 효과적인가에 대해 설명하였다.

2003년 2월에 개정 3판을 발간한 후 대학병원 규모가 아닌 병원에서 진료를 계속 하면서 그곳에서의 경험한 것들을 추가하였다. 그동안 의학의 발전으로 인한 새로운 진단, 검사 및 진료 방법들을 추가하여 제4 개정판을 편집 · 발간하게 되었다.

소화기내과 학회가 이제는 크게 간장과 위 장관 분야로 분리되었기 때문에 간 질환 분야는 제4 개정판에서 제외시켰다.

본서의 내용은 소화기 병학 교과서 내용을 중심으로 기술하였다. 이 조그마한 책자가 국민 건강에 도움이 될 수 있기를 기원하는 바이다.

2012년

저자 양 웅 석

목 차

1장 소화기내과 진료실에서 많이 호소하는 위장 증상들

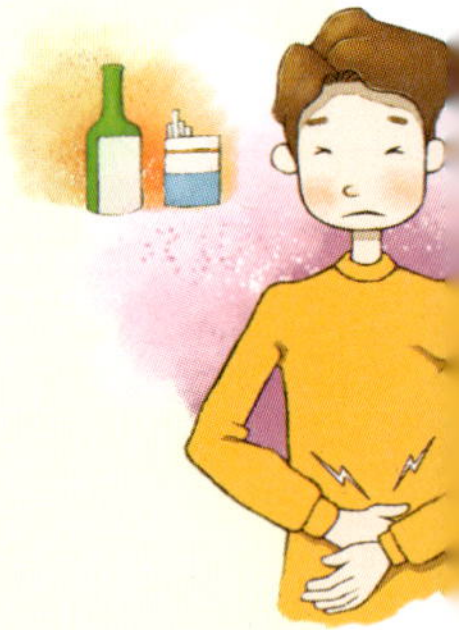

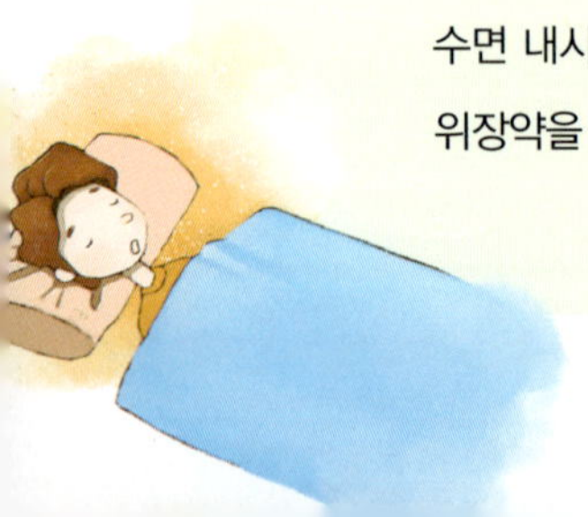

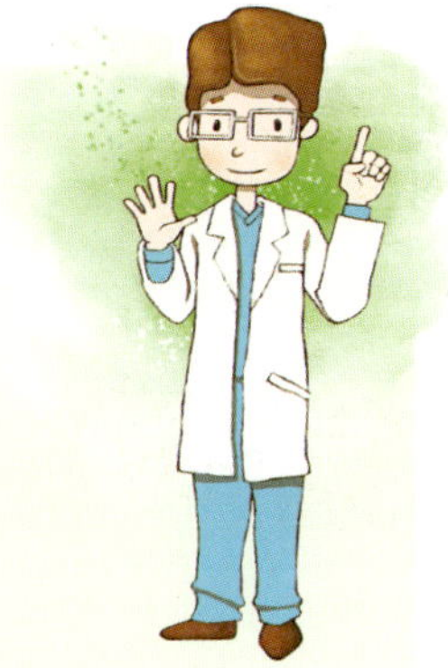

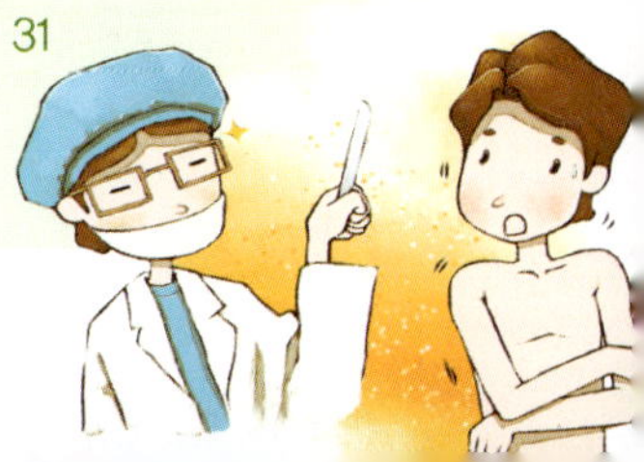

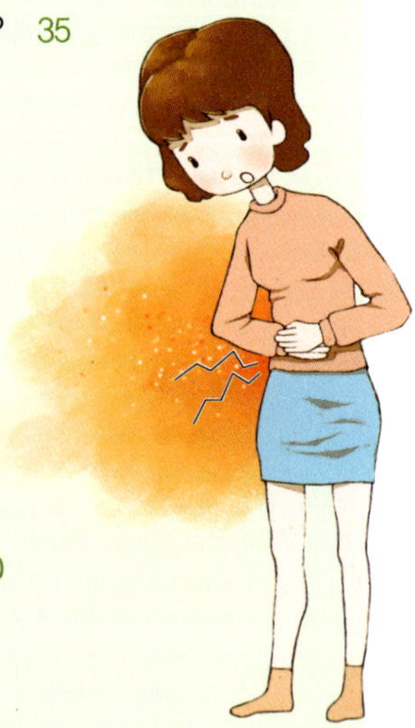

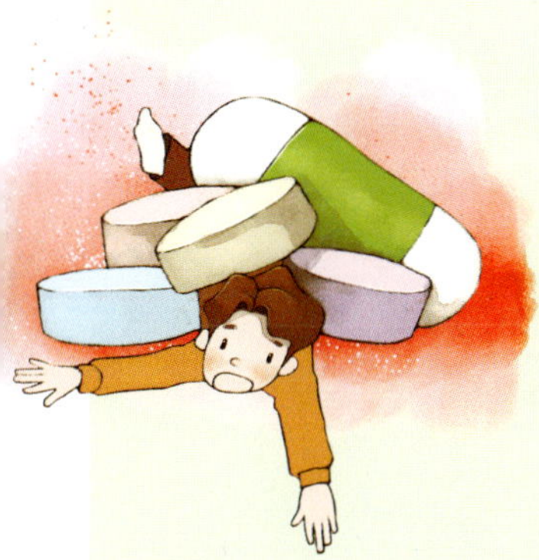

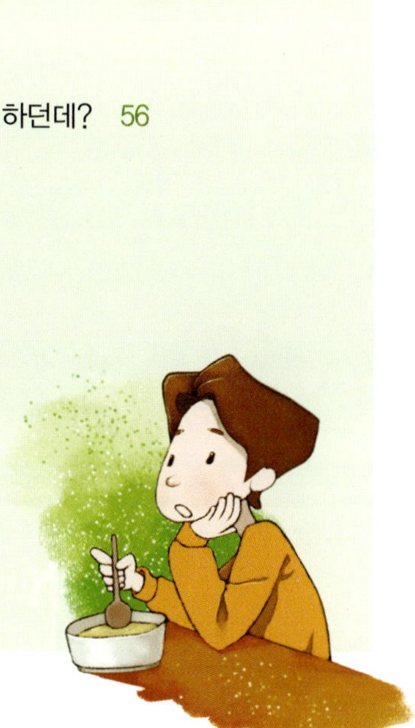

● 2장 흔히 보는 위장 질환들

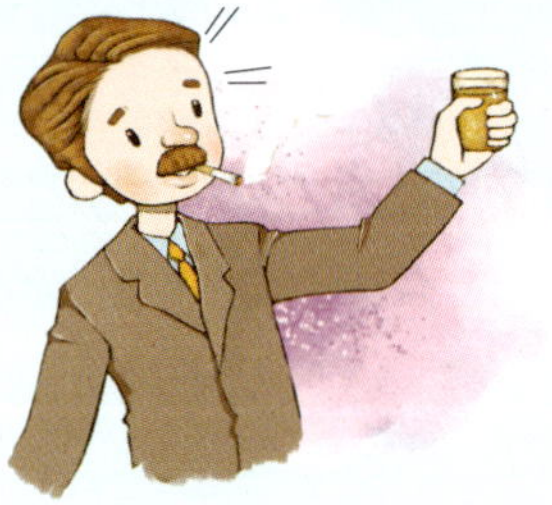

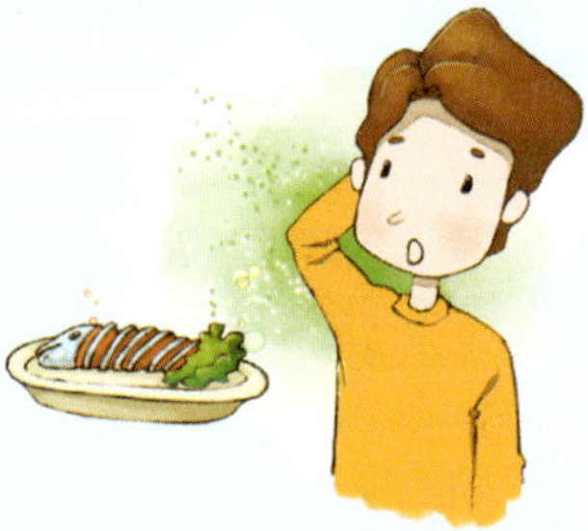

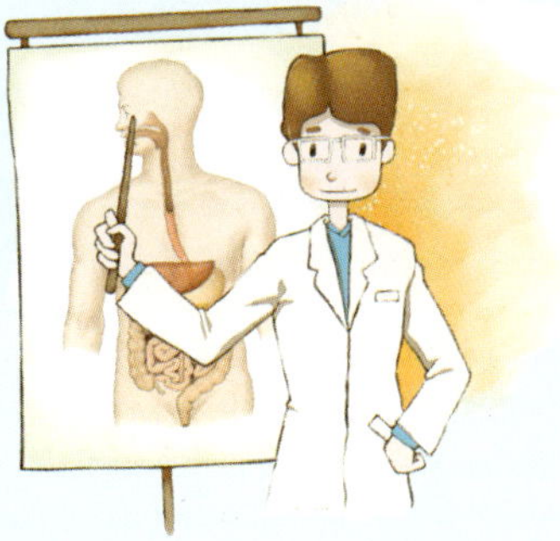

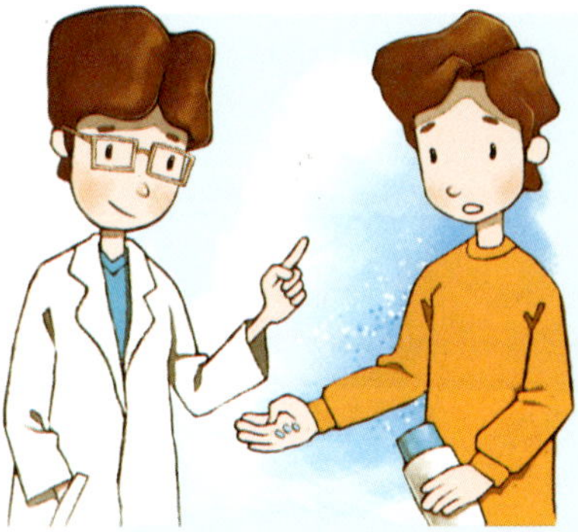

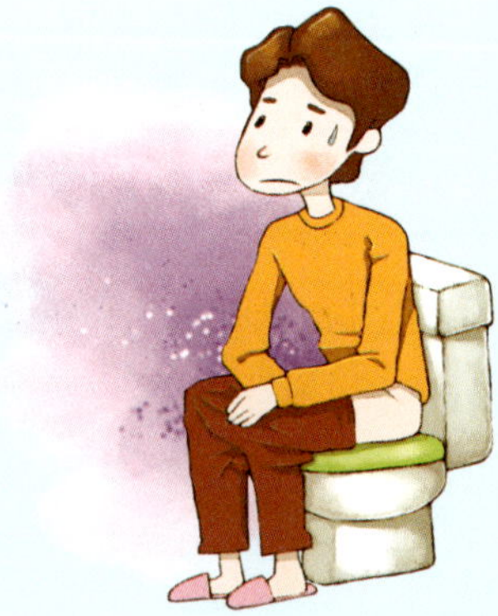

3장 영양

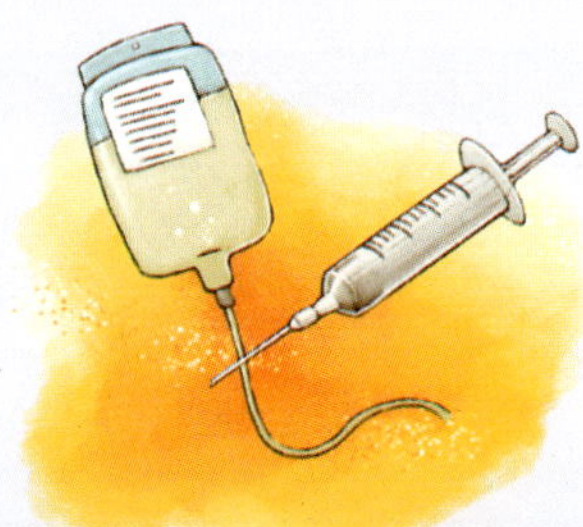

4장 약물의 효과적인 복용

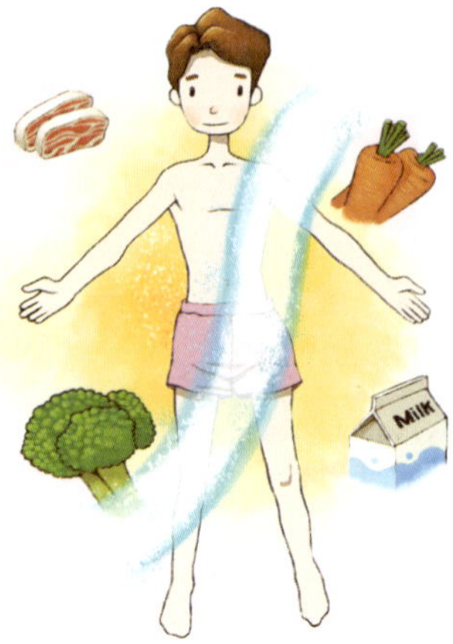

5장 영상 진단 검사에 대한 상식

6장 건강 관리를 위한 일반 상식

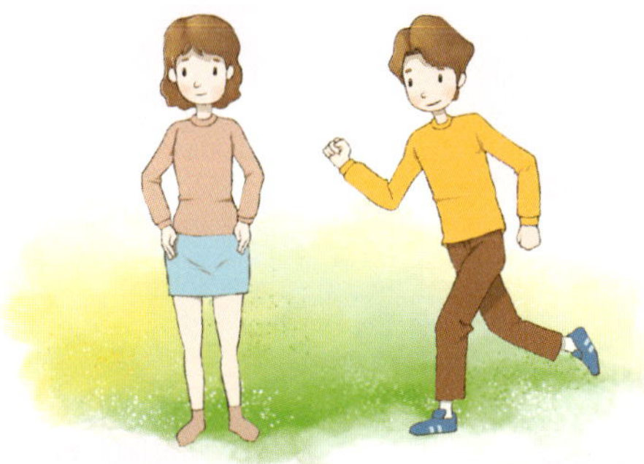

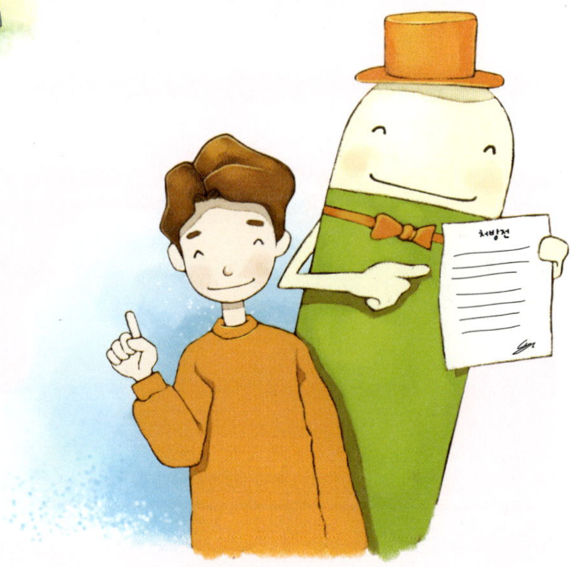
처방전

1장

소화기내과 진료실에서 많이 호소하는 위장 증상들

● 식도

목 안에 이물감이 있고 무엇이 걸리는 것 같은데?

40~50대의 여성들이 많이 호소하는 증상으로, 대부분 이비인후과에서 진찰을 받으면 이상이 없었다고 한다. 이런 증상을 가진 환자는 소화기내과에서 그 증상을 다시 확인하기 위해 내시경 검사를 받으러 온다. 검사 전에 대부분의 경우에서 신경성으로 온 것으로 의심되지만 대개 내시경 검사를 한다. 내시경 검사로 그곳에 아무런 이상이 없고, 신경성으로 그런 증상이 있다는 것을 설명해 주고 다른 심각한 병으로 이행하지 않는다는 확신을 주어야 치료에 도움이 된다. 히스테리 구(求)라고도 한다.

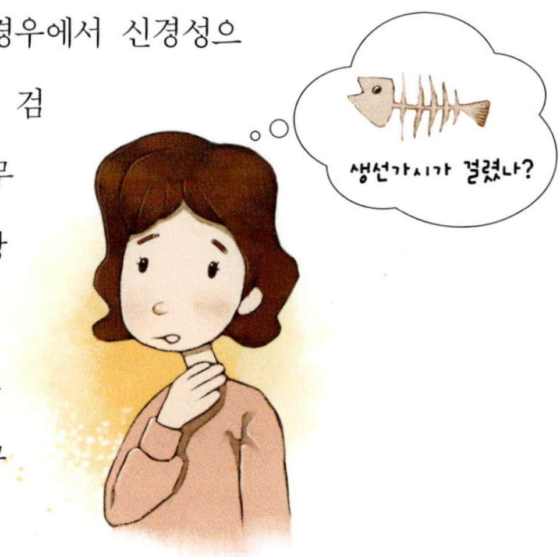

역류성 식도염이 있으면 목 안이 거북하고 기침이 나는가?

기침이 나면 기관지염을 의심하게 된다. 기관지염으로 치료를 하여도 호전되지 않을 때에 역류성 식도염으로 인한 기침을 의심하게 된다. 이런 경우는 가래가 없거나 적으면서 기침을 하는 경우가 많다. 때로는 기관지 천식같이 심하게 기침하여 천식으로 의심하기도 한다. 그러나 기관지 천식은 봄 가을 같은 계절에 발작하는 것이 특징이나 역류성 식도염에 의한 기침은 계절과 무관하다. 이비인후과에서 이상이 없다고 내시경 검사를 의뢰해 오는 경우가 많다. 내시경 검사로 식도염을 진단하고, 심한 경우는 식도 내강의 산도 검사로 진단하기도 한다.

침에 피가 묻어 나오는데 그 이유는?

침에 피가 묻어 나오는 경우에는 여러 가지 원인이 있는데 주로 치주염, 혈액응고 이상, 비염, 축농증, 구강의 궤양, 혀의 염증 및 암 등이 있다.

침에 피가 묻어 나오는 것이 폐나 기관지에서 출혈한다고 잘못 알고 있는 사람이 많다. 기관지나 폐에서 출혈하는 경우는 기침을 동반하고 이런 경우에는 흉부 X-선 촬영을 하여야 한다.

식도나 위에서 출혈하는 경우는 주로 구토를 동반하는데 가끔 기침을 동반하기도 한다. 기침이나 구토가 없이 침에 피가 묻어 나오면 일단은 치과와 이비인후과에서 진찰을 받아 보고 혈액검사도 받아 보아야 한다.

음식을 삼키고 넘어갈 때 식도 중간에서 걸리는 느낌인데?

식도는 입에서 내려온 음식을 위로 내려 보내는 연동운동을 한다. 이 연동운동 기능이 약화되어서 걸리는 느낌이 올 수 있다. 젊은 연령에서 오는 것은 특수한 질환에 의한 것으로 위 연동운동 검사 등을 받아 보아야 한다. 고령의 환자에서 오는 경우는 식도의 근육이 약화되어 기능이 떨어지는 경우가 많은데 내시경 검사에는 이상 소견이 없는 경우가 많다. 음식을 삼킬 때 목 안에 걸리는 느낌이 들면 내시경 검사를 받아 보아야 한다. 원인으로, 젊은 연령층에서는 가끔 약물이 위로 내려가지 않고 식도에 걸려 약이 녹으면서 식도염이나 궤양을 일으킬 수 있다. 가끔 생선 가시 등 이물질이 발견되기도 한다.

트림이 나면서 가슴이 아픈데 이유는?

트림이 많이 나고 가슴이 답답하고 심하면 통증을 느끼는 환자가 있다. 소화가 안 되면서 위가 더부룩하다고 가스를 내보내려고 억지로 트림을 하는 사람이 있다.

그러나 억지로 하는 트림으로 인해 산성의 위 내용물이 식도로 역류되어 식도염을 일으킨다. 일시적으로는 시원하다고 느끼겠지만, 계속 트림을 하는 경우에 식도염은 점점 악화된다. 치료를 하면 좋아지다가, 트림을 반복해서 하면 다시 식도염이 재발되는 악순환의 반복이다. 이런 환자들을 검사해 보면 역류성 식도염이 발견되기도 한다. 역류성 식도염이 있으면서 내시경 검사에는 이상 소견이 없는 경우도 있다. 이런 경우는 식도염이 가벼운 경우이다.

어떤 환자는 이것 때문에 왔다는 것을 알려주려는 듯 들어오자마자 '억지트림'을 하기도 한다. 항문으로 배출하는 가스는 감추려고 애를 쓰면서 입으로 배출하는 가스는 왜 감추려고 하지 않는지? 가정이나 사회생활에서 이런 트림은 대인관계에도 좋지 않고 치료에도 도움이 되지 않는다.

음식을 빨리 먹는 습관이 있는 사람은 음식과 함께 공기를 많이 삼키게 되므로 가스가 많이 나온다. 가스가 많이 생기는 음식으로는 패스트푸드, 고기, 발포성 음료수 등이 알려져 있으므로 이런 것들을 피하는 것이 좋다. 억지로 트림을 자주하여 발생하는 역류성 식도염은 트림을 못하게 하고 약을 1~2개월 정도 복용하면 호전된다. 일반적인 역류성 식도염은 병력, 식도 내시경 검사, 24시간 식도내 산도 검사로 진단된다.

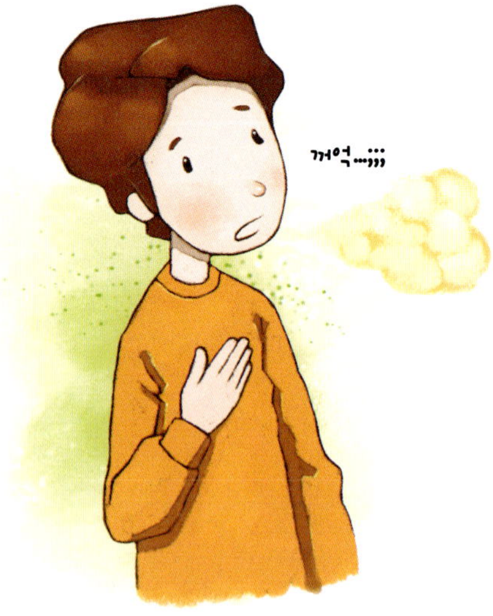

트림을 하면 소화가 잘 되고 시원한 기분인데?

음식을 먹고 나서 트림을 하면 소화에 도움이 된다고 생각하고 억지로 트림을 하는 사람들이 있다. 이런 사람들 가운데는 음식을 먹고 난 후 위 부위에 갑갑한 증세로 트림을 하는 사람도 있다. 음식을 먹고 위 부위에 갑갑한 증세를 느낀다면 과식을 하였든지 아니면 위염 등 위 질환이 있을 수 있다. 자연적으로 나오는 트림은 위 내로 음식과 같이 삼킨 공기가 역류해서 식도로 넘어 오는 것이다. 그러나, 억지로 트림을 반복하게 되면 산성의 위 내용물이 식도로 역류하여 식도염을 일으킨다. 억지로 트림을 하면 그 순간에는 시원한 기분을 느끼지만 식도염을 일으킬 수 있으므로 좋지 않다. 억지로 하는 트림은 하지 않는 것이 좋다. 뒤로 나오는 방귀는 감추면서 배출하는 반면 위로 나오는 트림은 감추려고 하지 않는 경향이 있는데 억지로 하는 트림도 일종의 방귀라고 생각하여야 한다. 또한 트림을 할 때 음식 냄새가 날 수도 있으니 사람과 가까이 있을 때 하는 트림은 사회 생활의 인간 관계에서도 좋지 않다.

목 안이 아프고 가래가 생기는데?

목 안이 아프면서 기침 가래가 생긴다고 호소하는 환자를 많이 본다. 공기 중 먼지나 대기오염이 주된 원인으로 생각되며 그 외 알레르기. 축농증, 역류성 식도염 등이 원인일 수 있다. 먼저 이비인후과에서 목 안에 진료를 받아 보아야 한다. 이상이 없으면 폐 X-선 사진 등 호흡기계 진료를 받아 본다. 가끔 축농증에서 기침이 나는 경우도 있는데 잠자기 위해 누운 특정 자세에서 기침이 더 심하게 난다. 이렇게 해서도 호전되지 않으면 알레르기를 원인으로 의심하여야 한다. 위와 같은 치료에도 효과가 없으면 역류성 식도염을 의심하여야 한다. 내시경 검사로 진단이 되며 치료 후 목 아픔, 기침, 가래 등의 증세가 호전된다.

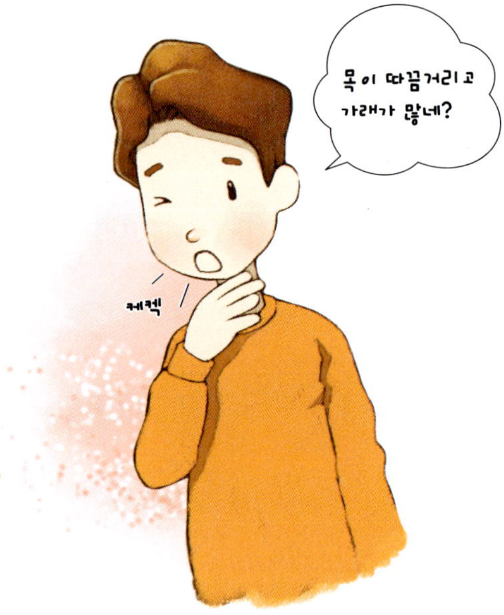

● 위

위가 더부룩하고 메스껍고 소화가 안 되는데 이유는?

위 부위가 더부룩하면서 소화가 안 되는 증상은 위에 발생하는 질병들에서 거의 다 나타나는 증상이다. 젊은 연령층에서도 이러한 증상이 있으면 1~2주 정도 기다려 봐서 증상이 없어지지 않으면 검사를 받는 것이 좋다. 40대 이후에 이와 같은 증상이 1~2주 이상 지속되면, 위 내시경 검사를 받아야 한다. 이와 같은 증상을 가진 사람들이 검사를 받지 않고, 약을 장기간 복용하면 위궤양이나 위암의 경우에도 증상은 일시적으로 호전되지만 병은 계속 진행된다. 이러한 증상을 가진 환자들에게 내시경 검사를 해보면 만성 위염을 가진 사람이 많으나 위, 십이지장궤양이나 위암으로 진단되는 환자도 있다. 메스꺼운 증세로 간이 나쁜가 하여 검사를 받으러 오는 환자도 있는데, 메스꺼운 증세가 꼭 간의 이상으로만 오는 것이 아니고, 위에 이상이 있을 때도 이런 증상이 나타날 수도 있다.

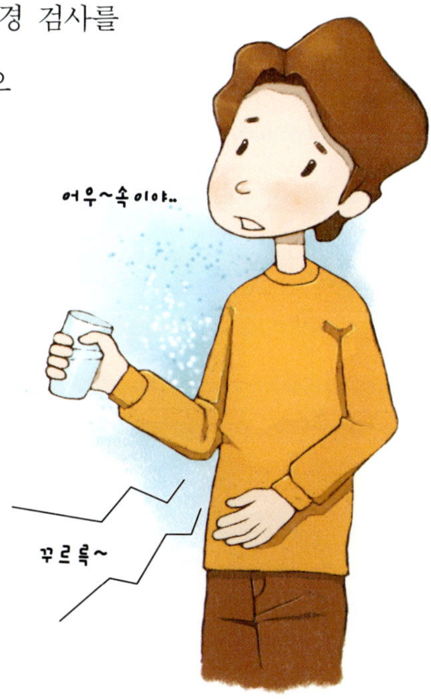

소화가 안 되면 얼굴에 기미가 나타나는데 이유는?

기미는 소화 기능과는 직접적인 관계는 없다. 기미는 원래 가지고 있는 멜라닌 색소 침착으로 영양상태에 따라 나타난다.

소화기능이 좋고 건강상태가 좋으면 지방 등 영양소가 얼굴에 저장되어 기미가 덮여 보이지 않게 되고, 소화장애 등으로 건강상태가 좋지 않으면 몸에 축적되었던 영양소가 소모되면서 지방으로 덮여졌던 기미가 나타난다.

소화장애가 있을 때 여드름 같은 피부 병변이 얼굴에 나타나는 것은 건강 상태가 나빠지면서 여드름이 악화되어 나타나는 것이기도 하고, 얼굴에 있던 기생충, 세균 등에 의해서 여드름 같은 피부염이 나타날 수도 있다.

소화기능이 좋아지면서 건강 상태가 호전되면 지방으로 덮혀서 기미도 옅어지게 되고 얼굴의 여드름 같은 피부병도 대개는 호전된다.

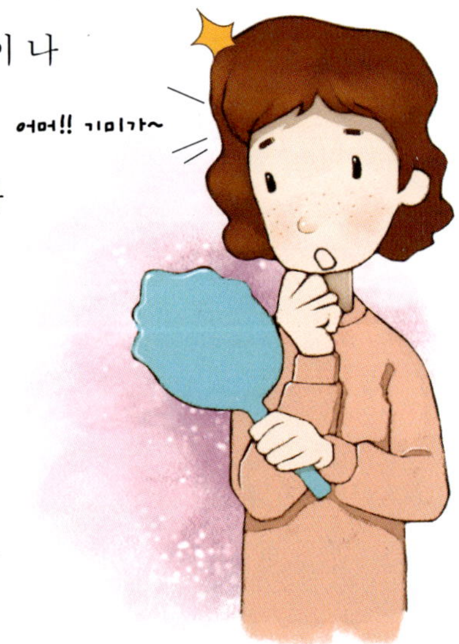

소화가 잘 안 되면 죽을 먹어야 하는가?

특별한 경우를 제외하고는 장기간 죽을 먹을 필요가 없다. 위궤양도 출혈과 같은 합병증이 없는 한 식사를 하면서 치료한다. 급성 위염, 위출혈, 급성기의 소화성궤양 등에도 필요한 기간만 죽을 먹으면서 치료한다.

소화가 잘 안 된다고 하면 무조건 죽을 먹으라고 하는 것이 관례처럼 되어 있다. 죽을 언제까지 먹으라는 기간 제한도 없이 무조건 죽을 먹으라고 하는데 이것은 환자에게 도움이 되지 않는 처방이다.

이러한 충고가 오히려 환자에게 해가 될 수 있다. 위벽에는 근육층이 있는데 이는 음식을 소화시키는 작용과 소장으로 내려 보내는 작용을 한다.

하지를 오래 사용하지 않고 병상에 누워 있는 사람을 보면 다리 근육이 위축되어 나중에 걷기가 어려운 상태까지 되기도 한다. 위도 마찬가지이다. 위벽에는 3층의 근육이 있는데 죽을 너무 오래 먹을 때에는 위벽의 근육이 위축되어 무력해지고 이로 인해 더욱 소화기능이 악화되는 악순환이 나타난다.

이런 환자들에게는 '위의 조깅'이 필요하다고 충고하는데 물론 뛰는 조깅이 아니고 위를 운동시키기 위해 일반적인 음식으로 위 운동을 시키는 효과를 보는 것을 말한다. 정상적인 식사로 조금씩 양을 증가시키면서 위근육을 점차 회복시켜 주는 일이다. 따라서, 급성 위염 등으로 심하게 불편한 경우에는 며칠간은 죽을 먹더라도 상태가 좋아지면 곧 보통 식사로 바꾸는 것이 좋다.

정상적인 식사를 하면 처음에는 거북하지만 위축된 위의 근육이 차츰 회복되면서 소화기능이 회복된다. 식이 요법으로 필요 시 일정 기간만 죽을 먹어야 한다.

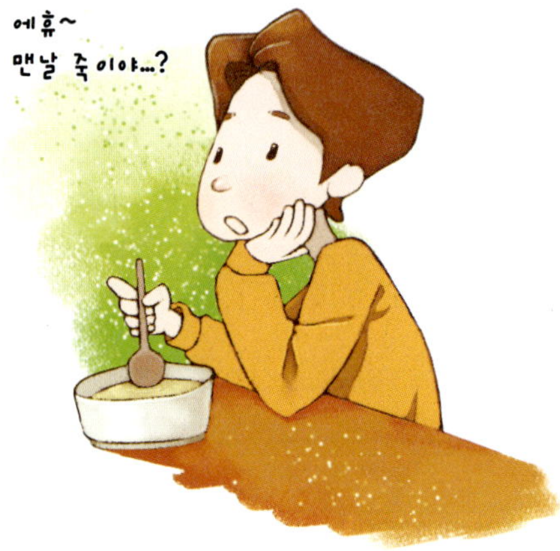

명치 아래가 아픈데?

명치 아래는 몸의 전면 양측 늑골 사이를 말하며 보통 위가 위치하는 부위이다. 그곳에 통증이 있어서 찾아오는 환자들을 검사해 보면 위염이나 위궤양이 있는 경우가 많다. 그러나, 위암이 진행된 경우에도 그 부위에 통증이 올 수 있으므로, 일주일 이상 계속해서 통증이 그 부위에 있으면 위 내시경 검사를 받아 보는 것이 좋다. 명치 부위에 통증은 담석증이나 담낭염으로 인해 발생할 수도 있다.

위 내시경은 언제 받는 것이 좋은가?

소화장애가 1~2주 이상 계속되면 내시경 검사를 꼭 받아 보아야 한다. 30대에도 위의 증상이 자주 오는 사람은 정기적으로 내시경 검사를 받는 것이 좋다. 위암은 20~30세에서도 발병하므로, 이 연령에서도 증상이 1~2주 이상 지속되면 검사를 받아 보는 것이 좋다.

저자가 경험한 환자 중 43세 되는 남자가 위와 같은 증상이 있었는데 술을 자주 마시기 때문에 그렇겠지 하고 1년 동안 위장약을 가끔 복용하였다. 체중이 줄고 위의 증상이 점점 심해져 내시경 검사를 해 보았더니 위암이 이미 수술이 어려울 정도로 진행되어 있었고 수술을 받았으나 결국 생명을 잃었다. 이 환자의 경우 초기에 1~2주 위장약을 써 보고 호전되지 않았을 때 위검사를 받았다면 조기에 진단되어 수술을 받을 수 있었을 텐데 안타까웠다.

만성 위염이 심하여 해마다 내시경 검사를 받아 오던 50대의 남자 환자가 내시경을 받을 시기에 사업차 외국 출장으로 검사를 한 해를 걸렀는데, 다음 해에 위암이 발생되어 있었다. 그 해에 발견되었으면 예후가 좋았을 환자였다. 수술을 받으면 완치될 수 있는 조기 위암은 일반적으로 증상이 없다. 위암이 발생하고 증상이 있어서 위 내시경 검사를 받고 위암으로 진단된 환자는 거의가 진행된 위암 환자이다. 우리나라에서는 아직도 위암의 발생 빈도가 높으므로 40세 이후에는 정기적인 위 내시경 검사를 받는 것이 좋다. 특히 위축성 위염으로 진단받았거나 가계에 위암 환자가 있는 환자는 꼭 정기적으로 위 내시경 검사를 받는 것이 바람직하다.

수면 내시경이란?

상부 소화기 내시경 검사나 대장 내시경 검사와 같은 내시경 검사는 흔히 시행하는 검사이지만 아직까지도 많은 환자들이 검사 시 느끼는 불쾌감으로 검사 받기를 두려워하는 경향이 있다. 이러한 문제를 해결하기 위하여 근래에 진정 효과가 있는 전처치제를 사용하게 되었는데, 환자의 불안 해소 및 내시경 삽입 시 느끼는 불편감과 통증의 감소 및 검사과정에 대한 건망증 유발로 환자가 보다 편안하게 검사를 받을 수 있게 되었다.

수면 내시경에 사용하는 진정제는 일부에서 호흡, 혈압 등에 영향을 줄 수 있기 때문에 고령의 환자, 폐기능에 장애가 있는 환자, 또는 급성 질환을 앓고 있는 환자에서는 적용할 수 없다. 만성 심부전, 만성 신부전, 간경변증 환자에서는 약물 지속 시간이 연장되어 주의를 요하며 진정제에 대한 해독제를 필요로 하는 경우도 있다. 외국에서는 80~90% 정도 수면 내시경을 시행하고 있고, 우리나라도 계속해서 늘어나는 추세이다. 내시경 검사 시 불편을 느꼈거나 검사를 편하게 받고 싶은 경우는 내시경 검사 전처치를 선택할 수 있다.

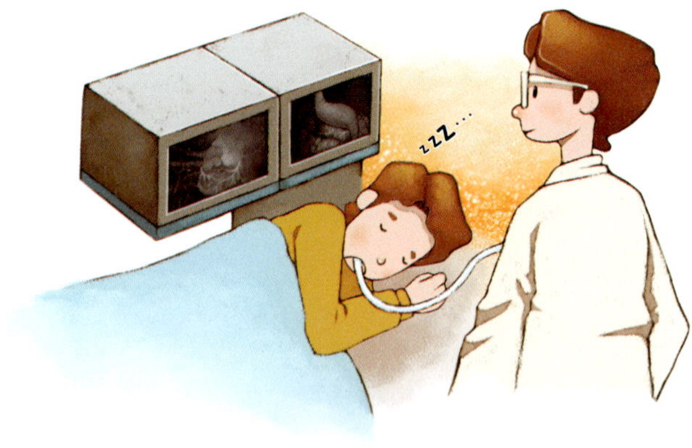

위장약을 오래 복용하여도 되는가?

위장질환의 치료약으로 소화제와 제산제가 흔히 쓰인다. 소화제는 정상적으로 체내에서 분비되는 각종 소화효소의 분비가 잘 되지 않을 때 처방되는 것이다. 예를 들면 만성 췌장염이나 췌장수술로 췌장이 없는 경우 또는 담즙이 분비되지 않거나 적은 경우에 소화제를 복용하여야 한다. 이와 같은 경우를 제외하고는 소화제를 복용할 필요가 없다.

우리나라에서는 소화제가 남용되고 있는데 감기약, 항생제 등 어떤 약물이든지 복용하면 위장장애가 정도에 따라 발생할 수 있으며, 이때 그 약으로 인해 소화가 안 된다고 소화제를 같이 복용하는 것은 잘못이다. 이런 경우에 소화가 안 된다고 해서 소화효소의 분비가 잘 되지 않는 것은 아니다. 소화제를 다른 약물과 같이 복용하게 되면 체내에서 다른 약물들이 소화제에 의해 분해되어 약효가 떨어질 수도 있다.

제산제도 꼭 필요한 경우에 필요한 기간 동안만 복용해야지 장기간 복용하면 오히려 해롭다. 액체로 된 봉지의 제산제를 습관처럼 복용하는 사람들을 많이 볼 수 있다. 제산제를 동물에 장기간 복용시킨 실험에서 위암이 발생하였다는 보고가 있다.

위내의 정상 산도는 2로 강한 산성이다. 강한 산성인 위액은 입으로 들어오는 각종 세균에 대해 살균작용이 있어서 위장을 세균 침입으로부터 예방하는 파수꾼의 역할도 한다.

액체로 된 제산제 한 봉지를 복용한 경우에 위내의 산도가 4~6시간은 중화가 되니까 이 시간 동안은 위장의 파수꾼이 없어진 상태이다.

이 시간 내에 음식과 같이 들어온 세균은 살균시키기 어렵다. 어떤 약물을 복용하면 쓰림 등 위 증상에 도움은 되겠지만, 그 약물의 흡수를 저하시키는 부작용도 있으므로 제산제를 다른 약물과 같이 장기간 복용하지 않아야 한다. 이와 같이 소화제, 제산제는 진단 후 필요한 경우와 그 기간만 복용하여야 한다.

어떤 원인이든 위 무산증이 오래가면 위암 발생의 원인이 될 수 있다. 어떤 종류의 위장약이든 필요 없이 장기간 복용하며 심리적으로 약에 의존하는 환자가 많은데 이는 지양해야 할 바이다.

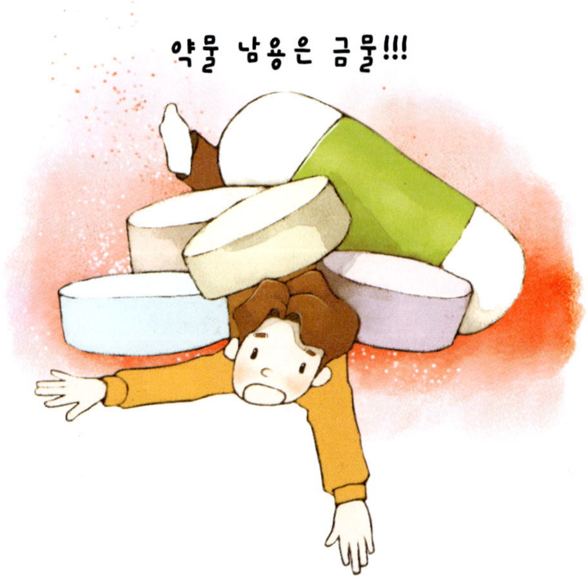

위용종과 조기 위암을 내시경으로 제거한다던데?

최근에는 내시경으로 검사만 하는 것이 아니라 수술을 할 수도 있다. 식도, 위, 대장에 생긴 암의 전 단계 병변(용종, 선종 등)이나 조기 위암의 경우 림프절 전이가 없고 위점막 및 점막하 조직에만 국한되어 있으면 내시경을 이용해서 제거하는 수술이 가능하다.

위용종은 점막조직의 과형성으로 발생한다.

조기 위암의 경우 원격전이나 림프절 전이가 없고, 크기가 2 cm 이하일 때 내시경적 점막절제술을 시행하면 그 치료 성적이 80~90%로 외과적 수술의 성적과 유의한 차이가 없는 것으로 나타났다.

위용종을 내시경으로 일단 제거하고 나면 재발은 드물고, 가끔 용종 중 과오종 하마르토마와 같은 경우에는 재발하는 것도 있다.

헬리코박터 파일로리 세균이 위염, 위궤양, 위암을 일으킨다고 하는데?

헬리코박터 파일로리라는 세균이 위염, 위십이지장궤양, 위암 발생과 관련이 있다고 알려져 있다. 이와 같은 위장 외에 이 세균에 의한 질환으로 원인을 알 수 없는 철 결핍성 빈혈, 만성 특발성 혈소판 감소증 등도 관계가 있는 것으로 알려져 있다. 이 세균은 사람과 사람의 접촉으로 전염된다. 현재 우리나라에서 연령층이 낮을수록 보균율이 낮고 나이가 많을수록 보균율이 증가하는데 성인 연령의 보균율은 약 60%이다. 이 균이 양성인 만성 위염 환자와 소화성궤양 환자들의 경우 세균 치료를 하면 위의 증상이 호전되고 궤양의 재발이 적다.

위암 예방을 위해 이 균이 양성이면 무조건 치료하는 나라도 있으나 국내 학회에서는 이 세균이 양성이라도 증상이 없으면 제균하지 않고 관찰하다가 필요 시에 치료를 권장하고 있다. 즉 가계에 위암 환자가 있거나 만성 위염에 일반 치료를 하여도 호전되지 않은 위염 환자에서 제균 치료를 하여야 한다. 검사에서 세균이 양성으로 진단되면 대부분의 환자들이 치료받기를 원한다. 위의 증상이 없어도 본인이 원하면 세균 치료를 해 주고 제균 치료를 받는 것이 좋다. 헬리코박터 파일로리의 감염은 입으로 전염될 가능성이 제일 높으며 컵, 수저, 음식 등의 위생을 철저히 하는 것이 전염을 막는 가장 좋은 방법이다.

이 세균의 감염 여부는 혈청으로 간단히 검사를 받을 수 있다. 위 내시경 검사 시에 하는 CLO® 검사가 이 세균의 진단 및 제균 추적 검사로 많이 사용되는 검사이다. 제균을 위해 항생제를 투여하고 1개월 이후에 제균 여부를 추적하는 검사는 요소호기 검사(UBT)가 좋다. 가계에 위암이 있는 사람에서 이 세균이 양성으로 나오면 제균 치료를 받는 것이 좋다.

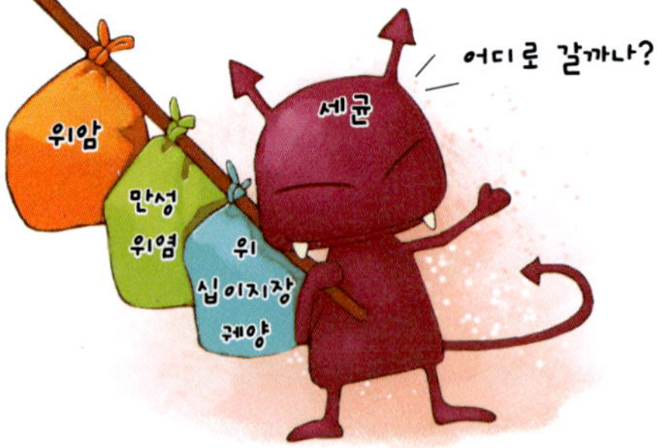

신경성 위염이란?

신경성 위염이라는 용어는 원래 없다. 위의 운동이나 산 분비 등은 자율신경이나 뇌신경의 지배를 받으므로 스트레스나 감정적인 자극으로 위의 생리가 영향을 받아 소화장애, 불쾌감 등의 증상이 나타나는 것이다.

슬픔이나 걱정스러운 일을 갑자기 당했을 때, 식욕이 떨어지고 소화가 안 되는 것은 이와 같은 현상이다. 신경성 위염이라고 생각되는 환자들 중에는 위 운동 장애로 음식의 배출이 지연되는 환자도 있다.

위 내시경 검사에서 위염의 소견으로 계속 치료를 해도 증상이 호전되지 않을 때에 신경성으로 왔다고 하여 신경성 위염이라 하는 경우가 대부분이다. 군 입대 후 음식만 먹으면 게우는 환자를 많이 볼 수 있었는데, 이와 같이 환경 변화로 인한 스트레스는 신경성 위 증상을 일으키는 대표적인 원인이다.

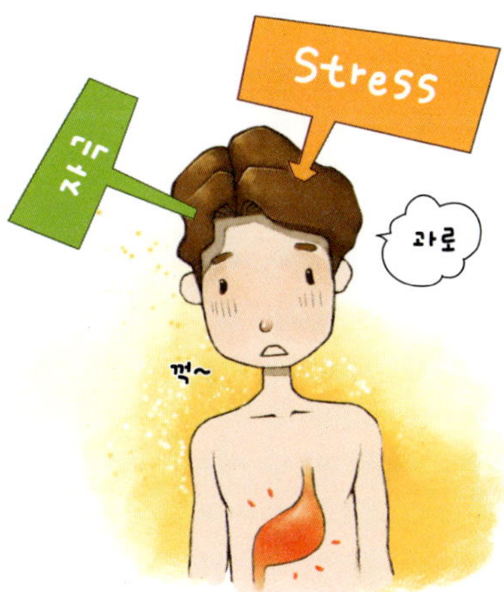

입에서 냄새가 나는데 그 이유는 무엇입니까?

입에서 나는 냄새의 원인이 위장에 있는지를 알아보기 위해서 찾아오는 사람이 있다.

입에서 냄새가 난다고 하는 사람은 먼저 자기 자신만 느끼는 것인지 주위 사람도 같이 느끼는 것인지를 구별하여야 한다. 주위 사람은 느끼지 못하는데 자신은 냄새가 난다고 느끼는 사람 중에는 정신적인 요인을 원인으로 하여 느끼는 사람도 있다.

병 때문에 입에서 냄새가 나는 원인으로는

① 충치나 잇몸질환이 있다. 입 속에는 170종이나 되는 균이 살고 있는데, 프라그처럼 치아에 단단히 부착되어 살고 있으며, 이나 잇몸 사이에 기생하기도 한다. 섭취한 음식물이 이 균들에 의해 분해되면서 나오는 유황 화합물, 암모니아 화합물 등이 냄새를 유발하는 것이다. 이를 아무리 닦아도 냄새가 나는 사람은 일단 치아 사이나 잇몸에 감추어진 프라그와 치석의 균들이 냄새를 풍기고 있는 것이므로 균 제거법을 완전하게 실시하도록 한다. 치과에서 정기적으로 스케일링한 후 칫솔질을 하되 혀 밑까지 한다.

② 기관지확장증이나 폐농양과 같은 호흡기 계통의 감염이 있을 때도 냄새가 난다.

③ 흡연하는 사람에게서 냄새가 난다.

④ 식도암이나 위암 환자에서도 악취가 난다.

⑤ 간경변증 환자에서는 생선 냄새가 난다.

⑥ 신장염을 앓고 있는 환자는 암모니아와 소변 냄새가 난다.

⑦ 당뇨병 환자에서는 달콤하고 과일 냄새 같은 것이 난다.

침은 입안에 있는 온갖 냄새나는 화합물을 녹여 분해시키고 또 목으로 빨리 넘겨버리는 역할을 한다. 따라서 침이 분비가 잘 안 되는 사람이나 입안이 건조한 상태인 사람은 입에서 냄새가 난다. 또한 복용한 약물 때문에 냄새가 날 수도 있다. 술을 마신 후에 냄새가 나는 것은 입안이 건조해지기 때문이다.

저자가 경험한 환자 중에는 치과와 내과에서 원인이 발견되지 않는 여성에서 대하증을 일으키는 트리코모나스균을 치료하는 약을 투여한 후에 입냄새가 치료된 여성 환자들도 있었다. 입냄새에는 이와 같이 많은 원인들이 있고 코안, 기관지, 소화기 등으로부터 나는데 약 90%는 입안에 원인이 있다. 치과에서 먼저 원인을 찾아보고 없으면 내과에서 검사받아야 한다. 종합병원에는 입냄새를 전문적으로 보는 구취클리닉이 있는 곳도 있다. 혀를 닦아 주는 것도 냄새를 제거하는 한 방법이다.

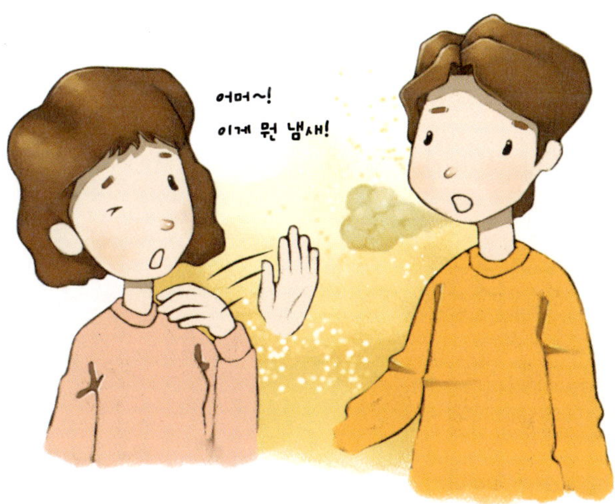

구토를 하고 나서 피가 섞여 나오는 이유는?

대체적으로 과음한 후 구토와 심한 기침을 한 후 대량의 피를 토하는 경우가 있다. 이는 위 분문부 혹은 식도와 위 경계부 점막의 열상으로 발생하는 것이다. 이 질환은 상부 위장관 출혈의 원인 중 식도 정맥류, 소화성 궤양, 위염, 위암 다음으로 흔히 볼 수 있는 것으로 말로리 와이스 증후군(Mallory-Weiss syndrome)이라고 한다.

대부분 30~40대에서 발생하고, 과음한 경우에 많이 발생하며, 환자의 1/3은 장기적으로 항염증제를 복용한 병력이 있다. 환자들 중 90% 이상에서 시술 없이 출혈이 멈추며, 72시간 내에 자연 치유되기도 한다. 그러나 10% 정도에서는 대량 출혈로 쇼크 소견을 나타낼 수 있다. 지속적인 출혈을 할 경우 내시경적 지혈 요법, 지혈 약물 정맥주사, 혈관조영 색전술 등의 치료 방법이 있다.

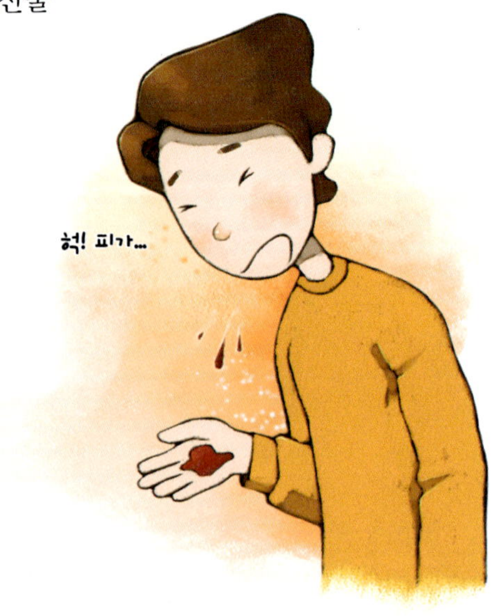

위암을 예방할 수 있는가?

위암은 세계적으로 사회경제 수준에 따라 그 발생 빈도에 차이가 있다. 즉 후진국일수록 위암 발생률이 높은데 이는 음식의 위생 상태와 직접적인 관계가 있다고 할 수 있다. 음식에 세균 오염이 심하면 심할수록 위 내에서 세균에 의해 발암성 물질이 증가한다. 짜게 먹는 국가일수록 위암 발생이 높은데 과다한 염분이 위암 발생을 일으킨다. 그러므로 위생 상태가 나쁜 음식과 짠 음식을 먹지 않는 것이 위암을 예방할 수 있는 한 방법이다. 위 무산증이 있는 경우에 위 내에 세균이 잘 살 수 있는 조건이 되므로 위 무산증도 위암 발생의 한 원인이다. 위산 억제제를 장기간 복용하여 위 무산증을 일으키는 것도 위암 발생의 한 요인이 되므로 필요 없이 위산 억제제를 복용하지 않아야 한다. 가계에 위암 발생률이 높은 유전적 소인이 있을 때에는 위 검진을 1년에 1회 받는 것이 좋다. 이와 같이 위암의 유전적 소인이 있는 가계가 있는 사람이 헬리코박터 파일로리 세균에 감염된 것으로 치료를 받는 것도 위암 예방의 한 방법이다. 헬리코박터 파일로리 세균도 위암을 발생시키는 한 가지 원인 인자이기 때문이다. 위암은 증상이 나타나면 이미 치료하기 어려운 단계로 발전하였을 가능성이 많은데, 위암의 발생 빈도가 높은 우리나라에서는 40세 이후에도 연 1회에 위 내시경 검사를 받는 것이 최선의 방법이다.

비타민C가 위암을 예방한다고 하는데?

위의 발암 물질은 발암성 나이트레이트라는 물질이다. 이것은 토양에 있는 나이트레이트라는 물질이 음식물과 같이 위 내에 들어가면 음식과 같이 들어온 세균에 의해서 발암성 나이트레이트가 된다. 비타민C가 이 과정을 차단하는 효과가 있다. 음식을 먹고 난 후에 비타민 C가 함유된 과일을 먹으면 암도 예방하는 효과를 기대할 수 있다. 즉 음식으로 같이 먹는 야채도 그러한 효과를 기대할 수 있다. 음료수나 음식에 오염된 세균이 발암물질 생성에도 관여하기 때문에 음료수나 음식은 깨끗한 것을 먹어 세균이 위 내에 들어가지 않도록 하여야 한다.

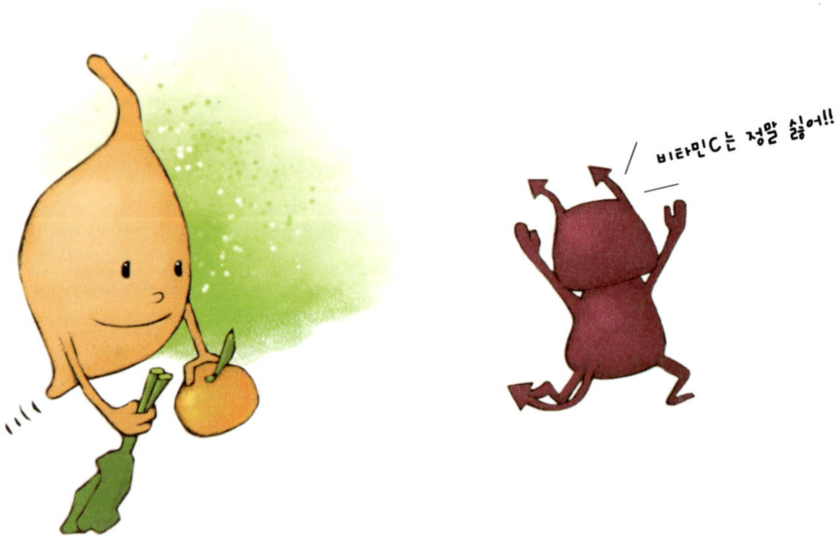

위 경련이라고 하던데?

위 경련이라는 말은 상복부 심와부에 나타나는 심한 통증을 말하는데 원래 이러한 병명은 없다. 위 경련이라고 표현될 정도의 통증이 상복부에 오면 이 부위에 통증을 일으킬 수 있는 몇 가지 질환에 대한 정밀 검사를 받아야 한다. 담석, 췌장질환, 간질환, 복막염 등에 대한 검사가 필요하다. 물론 위 자체의 이상으로도 통증이 발생할 수 있으므로 검사를 받아 보아야 한다. 위 경련을 자주 경험하는 환자는 위의 주변 장기에 대해서도 검사를 받아 보아야 한다.

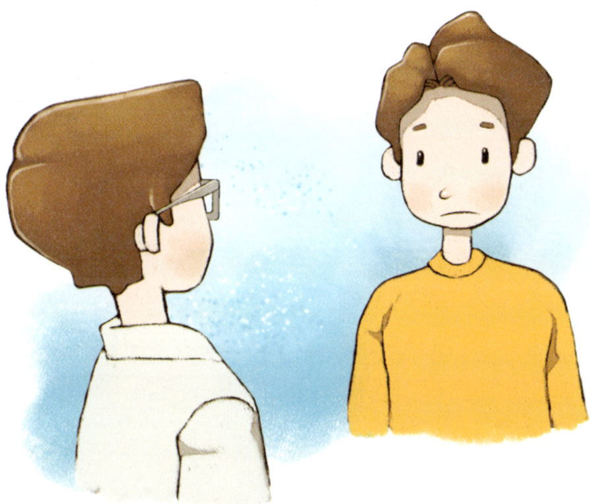

위 하수는 어떻게 하는 것이 좋은가?

위 하수라는 말은 일반적으로 위의 생긴 모양을 표현하는 말이지 병명이 아니다. 그러나 위궤양이나 암으로 인해 위십이지장 연결 부위의 폐쇄로 인한 위 하수는 병이다. 우리나라 사람의 위 모양은 서양인과 비교하여 일반적으로 위가 하수되어 있는 형이 많다. 위 내시경 검사로서는 위 하수의 진단이 없고 거의 X-선 위 조영술 검사 후 판독에 의한다. 임상적으로 증상이 없는 위 하수는 치료 대상이 아니고 걱정할 필요가 없다.

소화 기능이 좋지 않은 것 같은데 검사 방법은?

소화 불량 등 위의 여러 가지 증상으로 위 X-선 촬영, 내시경 검사를 받아 보았으나 특별한 이상이 없고 위염에 대한 치료를 받았으나 별로 효과가 없는 경우가 있다. 이런 경우는 소화 불량 환자의 약 30%에서 볼 수 있는 위 운동 장애를 의심하는데 검사는 동위원소로 하는 위 배출 기능 검사(gastric emptying time, GET)를 한다. 이 검사로 진단되면 위염 치료에 효과가 없었던 환자에게 위 운동 촉진제를 투약하면 소화 불량 등 증상이 호전된다.

아침 공복 시 냉수가 좋은가?

아침에 등산을 하고 약수터에서 냉수를 마시든지 아니면 아침에 집에서 냉수를 마시는 사람들이 그 효과를 문의해 온다. 밤사이에 호흡을 통하여 체내의 수분이 다소 빠져 나간 상태에서 등산으로 땀을 흘리게 되면 더욱 수분이 부족한 상태가 된다. 이러한 상태에서 마시는 냉수는 부족한 수분을 보충하는 효과가 있어 생리적으로 바람직하고 수분을 보충시켜 주므로 기분도 좋아지게 한다. 밤사이에 공복 상태의 위장에는 위산이 분비된다. 위산이 분비된 상태에 냉수가 들어가면 위산을 중화시키는 효과가 있어서 위 보호에도 좋은 효과를 기대할 수 있다. 아침 공복 시에 마시는 깨끗한 냉수는 위 보호에 좋은 효과를 가져올 수 있다.

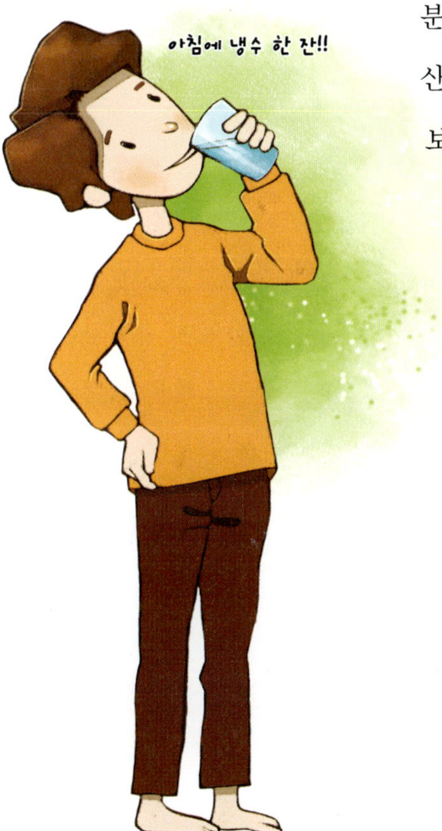

담낭 및 담도

급성 담낭염으로 진단 받았는데?

담낭에 급성으로 염증이 생기는 질환인데 대장균 같은 세균 감염으로 담석을 동반하는 경우가 많다. 1~2주간의 항생제 치료로 대개는 일단 호전된다. 그러나 치료 원칙은 담낭 절제 수술(복강경 시술이나 개복 수술)을 받는 것이 좋은데 이유는 급성 담낭염이 한번 발생하면 재발을 잘하기 때문이다. 급성담낭염은 재발을 잘하여 담낭에 염증이 반복되면 담낭 유착으로 후에 복강경으로 수술이 어렵게 되어 개복 수술을 하여야 하는 경우가 많으므로 급성기에 일반적으로 수술을 권한다.

담석증에 걸리지 않으려면?

인체에 발생하는 담석은 크게 두 종류가 있다. 콜레스테롤 담석과 색소성 담석으로, 종류에 따라 예방 방법이 다르다. 담낭에 발생하는 담석은 주로 콜레스테롤 담석이며, 예방법으로는 콜레스테롤이 많은 음식, 동물성 지방 및 단백질, 정제된 설탕, 고열량 음식 섭취 등을 피하는 것이다.

비만은 콜레스테롤 담석이 잘 발생하는 요인이 되며, 비만 상태에서 체중 감소로 이행하는 시기에 담석이 잘 발생한다.

콜레스테롤 담석 발생을 억제시키는 음식은 섬유질이 풍부한 채식, 저 콜레스테롤식, 비타민 C, E이다.

40대 여성, 비만, 임신 횟수가 많은 경우에 콜레스테롤 담석이 호발되는데 이를 4F(forty, fatty, female, fertility)라고 한다.

색소성 담석은 그 원인으로 세균 감염, 기생충(회충, 간디스토마), 용혈성 황달, 심장판막 수술 후, 만성 간질환, 위절제 수술 후 등이 있다.

우리나라에서 간내담석은 그 성분이 빌리루빈 색소성 담석인 경우가 많은데, 간내담석 환자들의 병력에서 공통적인 특징은 생선회를 즐겨 먹는다는 것이다. 저자의 경험으로 해안 지역이나 섬에 거주하는 사람들의 담석은 간내담석이 많아 생선회를 많이 먹는 것과 관계가 있을 것으로 추측된다.

간디스토마는 주로 인체 내 담관에 기생을 하는데, 죽기도 하지만 치료를 하고 난 후 그것이 담석의 원인이 될 수도 있다.

간디스토마증을 앓고 난 후에 색소성 담석 발생률이 높으므로 간디스토마에 걸리지 않도록 주의하고 감염되면 빨리 치료를 하여야 한다.

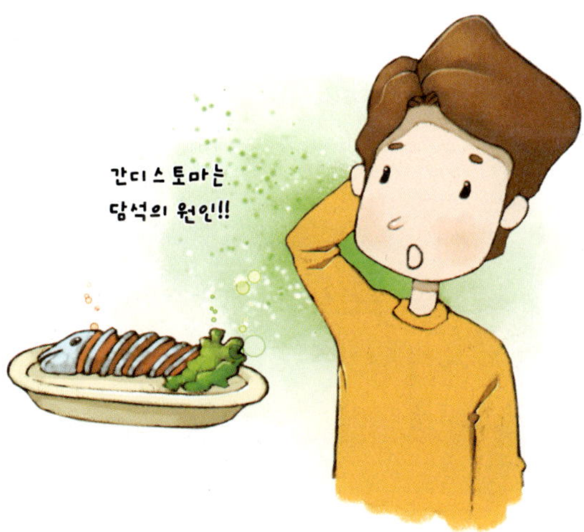

담석을 수술하지 않고 내시경으로 제거할 수 있다는데 가능한가?

내시경으로 담석을 제거할 수 있다. 쓸개의 담석이 크기가 1.5~2 cm 이상이거나 담석이 있으면서 담낭염의 증상을 동반하면 복강경으로 담낭과 담석을 같이 제거한다. 그러나 만성 담낭염이 심하고 간에 유착이 심한 경우에는 복강경으로 제거하기가 어려워 복강경 시술보다 개복수술로 담낭을 제거하여야 하는 경우가 많다.

간내담석의 경우는 경피적으로 간내의 담관에 누공을 만든 후, 그 누공을 통해서 담도 내시경으로 담석을 제거할 수 있다. 이때 담석이 누공보다 큰 경우는 전기적 수압 쇄석술로 분쇄하여 제거한다. 그러나 경피적 간 누공을 만드는 것이 어려운 경우가 있어서 사용에 제한성이 있다.

간외 담관 담석은 내시경 의사의 숙련도와 경험, 장비 등에 따라 제거율에 차이가 있지만, 세계적으로 약 90%의 성공률이 보고되고 있다.

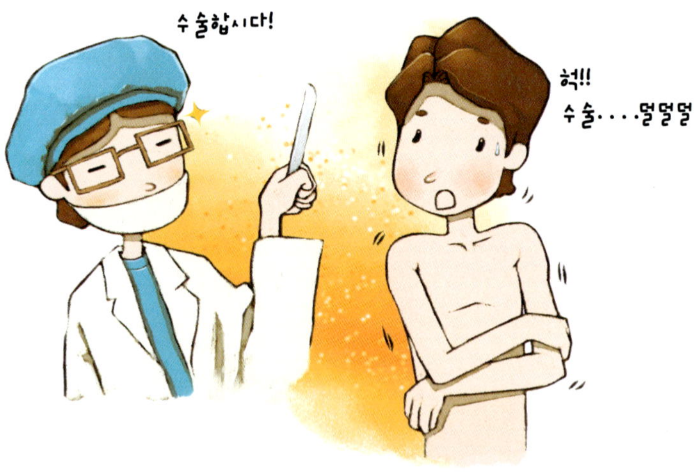

십이지장에 있는 총담관 입구를 절개한 후, 그곳을 통해 내시경 시술로 담석을 제거하는 방법도 있다.

최근에 체외충격파 쇄석술, 전기적 수압 쇄석술, 기계적 쇄석술 등의 발달로 직경이 큰 담석은 쇄석 후 제거가 더 용이하게 되었다.

담석을 먹는 약으로 치료할 수 있나?

경구용 담석 용해제는 담석의 성분이 콜레스테롤인 담석에 효과가 있다. 우리나라에 있어서는 1980년도 이후에 담낭에 발생하는 담석이 주로 콜레스테롤 담석인 것으로 보고되고 있다. 색소성 담석인가 콜레스테롤 담석인가는 X-선, CT, MRI 등으로 구분할 수 있다.

투약하기 시작하면 6개월 이상 복용하여야 효과가 있고 크기의 변화는 초음파 검사로 추적한다.

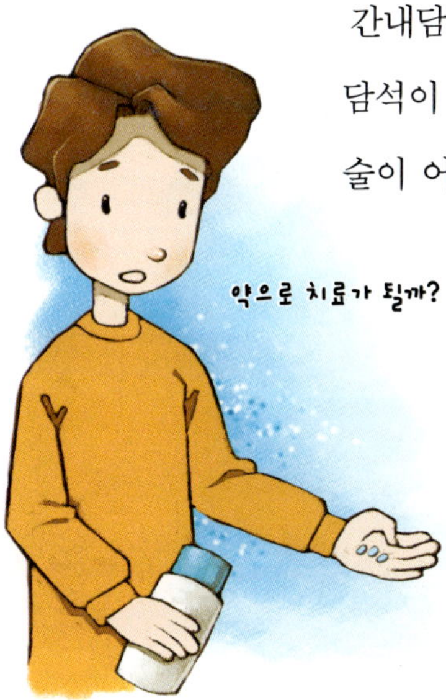

간내담석은 주로 용해제가 효과가 없는 색소성 담석이 많은데, 이런 환자가 증상이 있으면서 수술이 어려운 경우에 경구적 용해제를 사용해 보면 가끔 증상이 소실되는 경우가 있다. 이것은 색소성 담석도 어느 정도는 콜레스테롤을 함유하고 있기 때문에 그 함유된 콜레스테롤이 부분적으로 용해되면서 증상이 호전되는 것으로 생각하고 있다.

간디스토마증은 어떤 증세가 나타나고 어떻게 치료하는가?

간디스토마가 풍토병인 우리나라에서 우상복부, 갈비뼈 아래에 심하지 않는 둔통이 지속적으로 있으면서 경한 황달이 있을 때는 간디스토마증을 의심해 보아야 한다.

간디스토마증은 그 감염 정도에 따라 나타나는 증상도 다양하다. 심한 감염 시에는 심한 황달, 간경변증의 증세도 나타난다. 경한 감염 시에는 전혀 증상이 나타나지 않는 경우가 많다. 증상이 없더라도 치료하지 않고 오래두면 담석이 발생할 수 있고, 담관암이 발생할 위험도 있다.

진단은 간디스토마 피부반응과 대변검사이다. 감염이 되었어도 대변에서 발견되지 않는 경우도 있는데, 이때 피부반응 검사는 거의 다 양성으로 나타난다.

대변검사에서 음성이고 피부반응검사에서 양성인 경우, 구충제를 복용한 적이 없으면 구충제를 복용하여야 한다. 약을 복용한 후 추적검사는 약 2개월 후에 대변검사를 한다. 민물 횟집에서 민물 회를 먹고 난 후 바로 구충제를 주기도 하는데 이 방법도 효과가 있다.

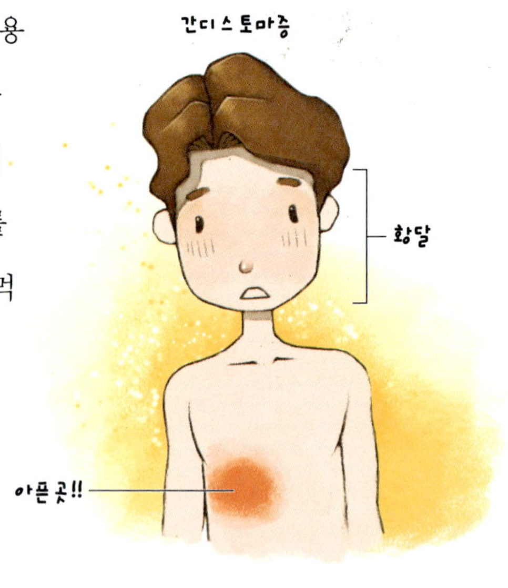

간디스토마에 걸리면 담관암과 담석이 잘 발생하는 이유는?

간디스토마에 감염되면 담관암과 담석이 잘 발생한다는 많은 연구보고가 있다. 저자는 간디스토마에 감염된 후 치료가 되지 않고 약 10년이 지나면서 담관암이 발생하였던 환자들을 경험하였다. 간디스토마가 직접 내지 간접적으로 담관암을 일으키는 것은 분명하다.

담관암은 증상이 나타나기 시작하면 이미 상당히 진행된 경우가 많기 때문에 수술을 받아도 일반적으로 예후가 나쁘다.

민물 회를 먹지 않았는데도 대변검사에서 간디스토마충이 발견되는 사람이 가끔 있다. 정기적 신체검사 때 대변검사에서 간디스토마 검사를 받아 보는 것도 바람직한 일이다. 간디스토마에 감염되면 담석도 잘 발생하는데 담관에서 주로 기생하면서, 담즙의 흐름에 장애를 일으켜 담즙이 정체되면서 담즙성분이 침착해 담석이 발생할 수 있다.

간디스토마의 크기는 2~3 mm 정도 되는데 이것이 담관 내에서 수명이 다 되어서 죽든지, 약을 복용하여 치료를 하든지 간에 시체가 되면 그 자체가 담석의 핵이 되어 주위에 담즙 성분이 침착하면서 담석이 발생할 수 있다.

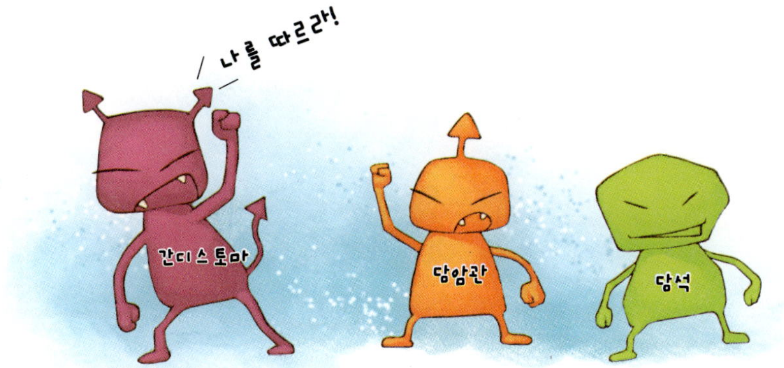

담석증 수술 받은 후 어떻게 관리하여야 하나?

담낭결석을 수술하고 난 후에도 '담낭절제후 증후군'이라고 하여 수술한 부위인 우상복부에 경한 통증 등의 증상이 나타날 수 있다.

우선 초음파 등 검사를 받아서 잔유 담석이 있는지를 확인하여야 한다. 수술 후에 담석이 다시 발견되면 다시 수술을 받는 것보다 내시경으로 제거될 수 있는 경우가 많다.

담낭절제후 증후군의 증상이 있을 때 식도, 위, 간, 췌장의 원인으로 오는 증상과 감별을 잘 해야 한다. 담석으로 수술을 받은 환자들이 그 부위에 증상이 다시 나타나면, 옛날에 수술한 부위의 재발을 걱정하는 환자가 많은데 검사를 해보면 그 수술과는 관계없이 소화성궤양, 식도염, 위염 등의 원인이 많다.

담석제거 수술을 하였더라도 담석이 재발할 수 있기 때문에 수술 후에도 그 부위에 초음파 등 정기적 검진을 받는 것이 바람직하다.

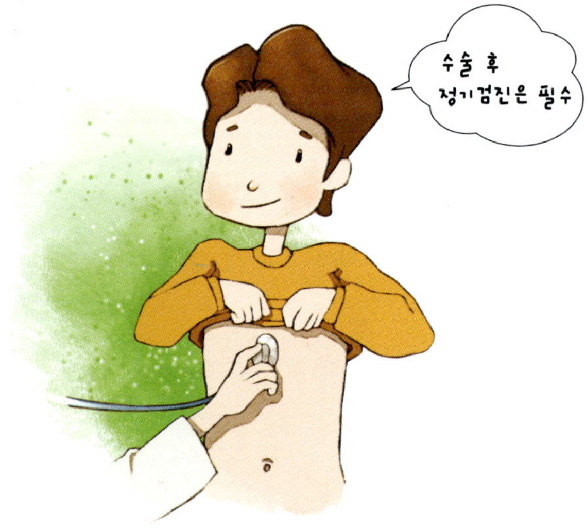

담낭에 담석이 있다는데 어떻게 하여야 하나?

담석의 크기에 관계없이 급성 담낭염을 앓는 경우에는 담석을 제거하여야 한다. 그러나 증상이 없고 조그마한 담석은 추적 관찰하는데 모래알 같은 미세한 담석은 담관을 통해서 12지장으로 배출되기도 한다. 초음파 검사에서 담석의 크기가 1.5~2 cm 이상이면 증상이 없어도 제거한다. 담석이 있으면서 증상이 없어도 오래 있으면 담낭암이 발생한다는 연구 보고도 있다.

담낭에 용종이 있다는데 어떻게 하여야 하나?

신체 검사를 받는 사람이 많아지고 초음파 검사를 많이 하게 되면서 담낭 용종도 많이 발견되고 있다. 크기가 작은 용종은 콜레스테롤 용종이 많은데 추적 검사를 해 보면 없어지는 경우도 있다. 크기가 2 cm 정도 되는 용종은 암 변화를 의심하여 담낭 절제수술을 해 주어야 한다.

● 췌장

급성 췌장염의 원인은 무엇이고 발생하면 어떤 증상이 나타나는가?

급성 췌장염은 거의가 알코올에 의해서 발생한다. 심한 복통으로 응급실을 통해서 내원하는 환자가 많다. 담관의 폐쇄성 황달 등 담관 질환에 의한 2차적 원인으로 췌장염이 발생할 수도 있다. 그 외에 담석을 동반한 담관 질환이 있거나 세균 감염에 의해서 발생할 수도 있다.

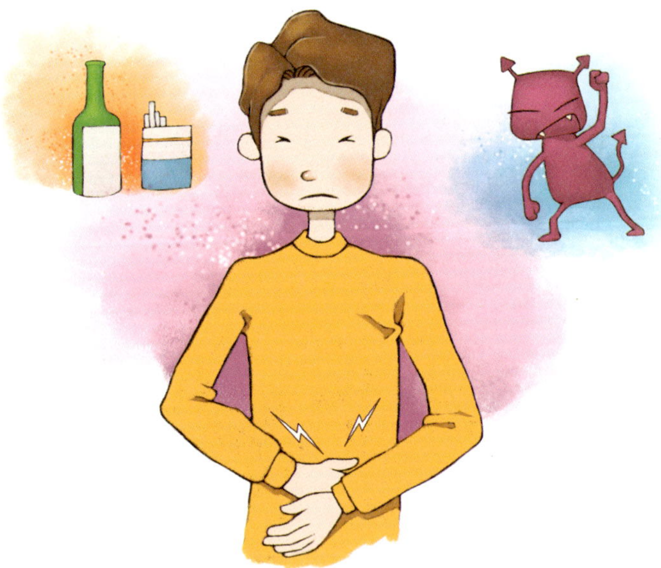

만성 췌장염은 치료가 어렵다고 하던데?

만성 췌장염은 모두 반복된 음주가 원인으로, 췌장 조직이 정상 조직으로 회복이 되지 않을 정도로 손상된 상태이다. 알코올로 인한 급성 염증이 반복되면서 췌장에 만성 염증과 섬유화가 진행된다. 심하게 진행되면 혈당을 조절하는 인슐린을 분비하는 세포와 음식을 소화시키는 소화 효소를 분비하는 세포가 파괴된다. 이 정도로 광범위하게 세포가 파괴되면 2차성 당뇨병이 발생하고 영양 흡수 장애로 심한 영양 결핍증이 발생한다.

췌장염이 진행되면 원래 상태로 회복이 불가능하고 혈당 조절, 소화 효소제 등으로 평생 동안 대증 치료를 받아야 한다. 만성 췌장염으로 흔히 복통이 발생하기도 하는데 일반 진통제를 반복 투여하여도 통증이 조절되지 않아 마약에 의존하게 되고 마약 중독이 되는 환자가 많다.

통증을 근본적으로 해결하기 위한 췌장 수술 및 내시경적 치료를 요하는 환자도 있다. 최근에는 췌장 이식을 국내에서도 소수에서 시행하고 있지만 성공률이 낮다.

췌장암은 예후가 좋지 않고 조기 진단이 어렵다고 하던데?

췌장암은 흔히 진행된 후에 발견되고 일반적으로 예후도 좋지 않다. 췌장은 후복부에 위치하고 있는 장기로 복부 영상 진단으로 조기 발견이 어렵다. 혈액으로 하는 종양 표지자(CA 19-9) 검사와 영상 진단 방법으로 정기적 검진을 받아 조기 발견을 하는 것이 최선의 방법이다. 만성 췌장염을 앓았던 경험이 있는 환자는 췌장암 발병의 위험이 있으므로 추적 검사를 요한다.

췌장에 결석이 있다고 하는데?

복부에 X-선 촬영, 초음파 검사로 우연하게 췌관 결석이 발견되는 경우가 있다. 증상이 없이 우연히 발견된 경우는 추적 관찰을 요한다. 만성 췌장염을 진단받고 췌관 결석이 있는 경우, 반복되는 복통이 있는 경우에는 내시경으로 췌장 괄약근을 절개하고 내시경적 제거를 한다. 내시경적 췌관 결석이 제거되지 않으면 개복 수술로 제거한다.

췌장에 낭종이 있다고 하는데?

신체검사로 하는 복부 초음파 검사에서 우연히 췌장에 낭종이 발견되는 경우가 있다.

크기가 3 cm 이상이거나 불규칙한 모양을 하고 있으면 전문의에게 정밀 검사를 받아 보아야 한다. 낭종의 크기가 1~2 cm 정도로 작고 모양이 불규칙하지 않고 유연한 것은 향후 모양이나 크기 변화에 대한 추적 관찰을 하면 된다.

● 대장 및 복부

우측 상복부가 아픈데?

복통을 호소하는 환자 중 우측 상복부 즉 오른쪽 갈비뼈 아래에서 통증을 호소하는 환자가 있다. 통증이 아주 심한 경우에는 담낭염이나 담관 담석증을 의심할 수 있다. 그러나, 통증이 심하지 않으면서 통증이 있다 없다를 반복하는 기간이 오래된 환자들도 있다.

우측 상복부에 통증이 있으면 간장질환에 대한 검사 특히, 간종양에 대한 검사를 받아야 하고 담낭염, 담관에 발생하는 종양 및 담석검사도 받아야 한다. 상행결장과 횡행결장이 연결되는 부위에 각을 이루는데 이 각이 심하면 그곳에 가스나 변이 고이는 경우에 불편함 내지 강한 통증을 느끼게 된다. 이와 같은 환자는 대체적으로 병력이 여러 해 되었고 증상이 왔다 갔다하는 것이 특징이다. 때로는 우측 갈비뼈 끝이 복벽의 근육을 압박하여 통증이 유발되는 경우가 있다. 즉 '무통성 늑골 증후군'이라고도 부르는데 대개 앉아서 일하는 사람들에게서 흔하고 자세를 오른쪽으로 더 기울여서 앉은 자세를 하는 사람에게 빈발하며 복부비만이 있는 사람이 많다. 이런 환자는 반듯하게 누웠을 때는 통증이 줄어들거나 없어지는 것이 특징이다. 허리를 펴고 반듯하게 앉은 자세로 하여 그쪽 근육에 부담을 적게 하면 좋아진다. 더불어 우측늑막의 유착, 신장의 이상으로 통증을 호소할 수도 있으나 의사의 진찰로 쉽게 감별할 수 있다.

배에 덩어리가 만져지는 이유는?

배가 아프면서 덩어리가 만져지다가 다시 없어지곤 한다면서 찾아오는 환자들이 있다. 이런 경우는 복부에 지방이 없고 복벽이 얇은 사람들이 많이 호소하는 증상이다. 복벽이 얇아 장이 유동운동을 하는 것을 자신이 느끼면서 만지게 되는 것으로 정상적인 생리현상이다.

장이 유동운동을 할 때 물 흐르는 소리가 주위에서도 들리고 본인도 들린다는 것을 문의해 오는 사람도 있는데 장의 운동 때에 액체가 움직이는 소리이다.

그러나 만져지는 덩어리가 없어지지 않고, 계속해서 만져지면 부위에 따라 종양이 만져지는 것으로 검사를 요한다.

염증으로 인해서 덩어리가 만져지는 경우에는 열을 동반하면서 그 부위를 누르면 통증이 있다.

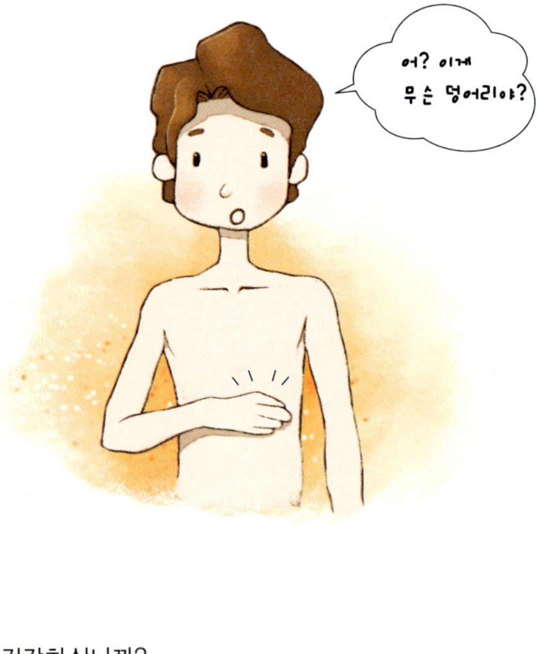

아랫배가 아픈데 원인은?

여성에서 하복부의 통증은 대부분 골반 내의 이상 즉 자궁, 난소 및 나팔관의 병변에서 온다. 특히 골반 내 염증 등의 이상이 발생한 경우에는 골반을 덮고 있는 대장에 간접적으로 자극을 일으켜 아랫배가 아프면서 변이 무르게 나오거나 설사를 동반할 수 있다.

여성에서 골반의 염증 등 이상이 발생하는 경우에 아랫배가 아프면 대장에 이상이 있을 것이라는 추측으로 소화기내과를 찾아오는 환자가 많다. 그러나 부인과 진찰도 받아보아야 한다.

아랫배가 아프면서 점액, 농, 혈액 등이 변에 섞여 설사가 나는 경우에는 대장암, 이질, 염증성 대장염 등 대장의 세균 감염이나 염증성 질병이 있을 가능성이 많으므로 전문의의 진단을 받아야 한다.

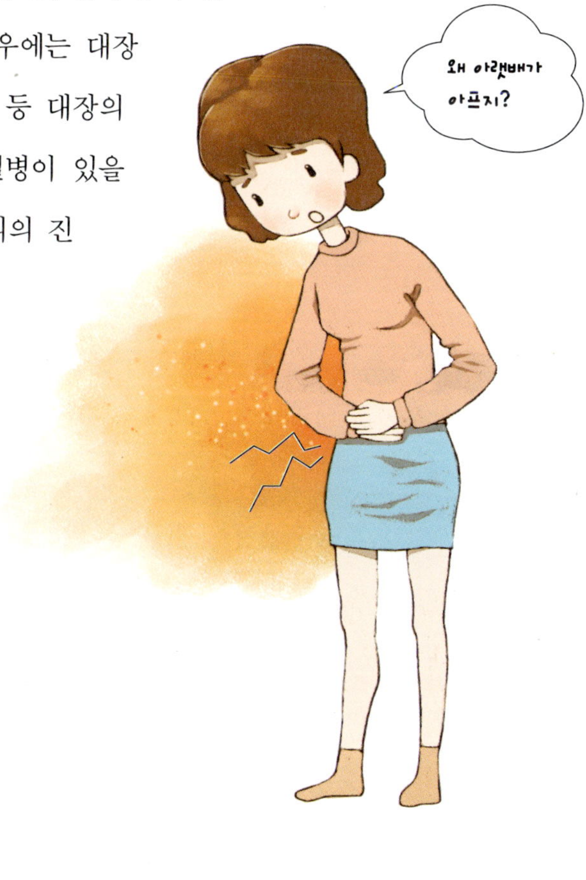

음식을 먹고나면 배가 아프고 화장실을 자주 가는데?

복통 및 복부 불쾌감의 가장 흔한 원인 중의 하나인 과민성 대장 증후군이 있는 경우 음식을 먹고 나면 곧 배가 아프고 자주 화장실을 찾아야 하는 경우가 많다. 우리는 흔히 질병을 기질적 질환과 기능적 질환으로 나누어 이야기한다. 기질적 질환이란 쉽게 말해서 병으로 인한 비정상적인 변화가 눈에 보이는 질환들을 말한다. 이에 반해 기능적 질환이란 보기에 멀쩡한 것 같은데 비정상적인 증상들이 나타나는 질병들을 말한다. 과민성 대장 증후군은 기능적 질환에 속한다. 즉, 대장 내시경 검사나 대장 조영술 등의 검사를 통해서 대장에 뚜렷한 이상 소견을 발견할 수 없는데도 불구하고, 하복부 통증이나 불쾌감, 배변 습관 변화와 같은 대장 병변에서 흔히 볼 수 있는 증상을 나타내는 경우를 과민성 대장 증후군이라 한다. 대부분 젊은 나이에 증상이 시작되며, 여자가 남자보다 2배 정도 흔하다. 이 질환은 위중한 병은 아니지만 쉽게 재발하고, 증상이 오래 지속되며, 무엇보다 다른 위중한 기질적 소화기 질환, 이를테면 대장암이나 염증성 장질환 등과 비슷한 증상을 보이기 때문에 이들과 잘 감별해야 한다는 점에서 임상적 중요성이 있다고 하겠다.

과민성 대장 증후군의 가장 특징적인 증상은 적어도 3개월 이상 지속적으로 혹은 반복적으로 나타나는 복통과 배변 습관의 변화이다. 복통은 대부분 심하지 않고 경도의 불쾌감 정도의 양상을 보이며, 간혹 비틀어 꼬이는 듯한 복통을 호소하기도 한다. 복통을 호소하는 부위는 일정치 않고 복부 전반에 걸쳐 나타나지만 하복부, 특히 좌 하복부에 나타나는 경우가 흔하다. 이러한 복통은 식후에 심해지는 경향이 있으며, 특징적인 것은 방귀를 뀌거나 대변을 보고 나면 복통이 경감되는 양상을 보인다는 점이다. 배가 부글거리는 것 같은 증상이나 소화불량, 과도한 방귀 등의 증상과 동반되기도 한다.

배변 습관의 변화는 배변 횟수의 변화, 배변 굳기의 변화, 배변 형태의 변화 등의 양상으로 나타난다. 횟수는 흔히 주 3회 이하로 줄어들거나 하루 3회 이상으로 증가하거나 또는 이러한 양상이 교대로 반복되기도 한다. 종종 대변에 코를 풀어놓은 것 같은 점액이 섞여 나올 수는 있으나, 피가 섞여 나오는 경우는 없으므로 만약 대변에 피가 나오면 다른 질환을 의심해야 한다.

과민성 대장 증후군의 1차 치료는 식이 조절이다. 가스 생성이 많은 콩과 음식물, 커피나 초콜렛 및 카페인이 많은 음식, 우유 등과 같이 유당을 함유한 음식은 피하는 것이 좋다. 각종 야채와 같이 섬유질이 풍부한 음식을 섭취하는 것이 증상 완화, 특히 변비가 주증상인 환자에게 도움이 된다. 식이 조절만으로 증상 조절이 되지 않는 환자는 먹는 약을 복용한다. 약의 종류는 환자의 증상에 따라 달라질 수 있다. 과민성 대장 증후군 자체는 양성 질환이지만, 다양한 기질적 질환이 유사한 증상으로 나타날 수 있기 때문에 장기간 이상 증상을 보일 때는 일단 병원을 찾는 것이 중요하겠다.

변비가 심한데 원인과 치료는?

배변 습관은 사람마다 달라 하루에 한 번 내지 2~3회, 2~3일에 한 번, 심지어는 일주일에 한 번 보는 사람도 있다. 변을 자주 보는 사람은 일반적으로 묽게 보고, 며칠에 한 번씩 변을 보는 사람은 대개 굳은 변을 본다. 하루에 2~3회 습관적으로 묽은 변을 보면 설사병으로 생각하는데 실제는 이상이 없는 경우가 많다.

습관성 변비로 진단이 되었을 때 완화제, 관장과 같은 물리적인 방법으로 해결하겠다는 것은 잘못이다. 완화제를 오래 복용하면 간염이나 위염이 발생할 수도 있고, 관장을 오래하면 대장벽의 신경 층이 파괴될 수도 있어 다음에 관장을 하지 않으면 변을 못 보게 되는 악순환을 되풀이하게 된다. 완화제 종류에 따라 약을 장기간 복용하면 대장에 멜라닌 침착병이 발생할 수도 있다.

배변 습관이 갑자기 변하여 불규칙하게 되면 대장에 이상이 발생하였다는 신호이다. 배변 습관이 바뀌면 대장검사를 받아보는 것이 좋은데, 예를 들면 하루에 한 번씩 매일 변을 보던 사람이 갑자기 2~3일에 한 번씩 보는 경우이다. 습관성 변비 즉, 대장에 대한 조영제를 이용한 X-선 검사나 대장 내시경 검사에서 이상이 발견되지 않으면 변비약은 심한 경우를 제외하고는 사용하지 말고 자연 치료로 대체하는 것이 좋다.

섬유질이 많은 야채를 많이 먹고, 변이 나오지 않아도 매일 규칙적으로 화장실에 가는 것이 좋다. 변비가 심한 사람은 화장실에 들어가기 전에 줄넘기나 빠른 걸음으로 걷거나 적당한 운동을 하는 것이 배변에 도움이 된다.

패스트푸드를 주식으로 하는 젊은 사람들에게서 음식에 섬유질이 부족하여 변비로 고생하는 경우를 많이 본다. 나물, 김치 등 섬유질이 많이 함유된 우리나라의 정식이 변비에 좋은 음식이다. 장세척은 일시적으로 효과는 있으나 영구적인 치료법은 아니다. 습관성 변비로 장세척을 자주 받는 것은 오히려 해롭다.

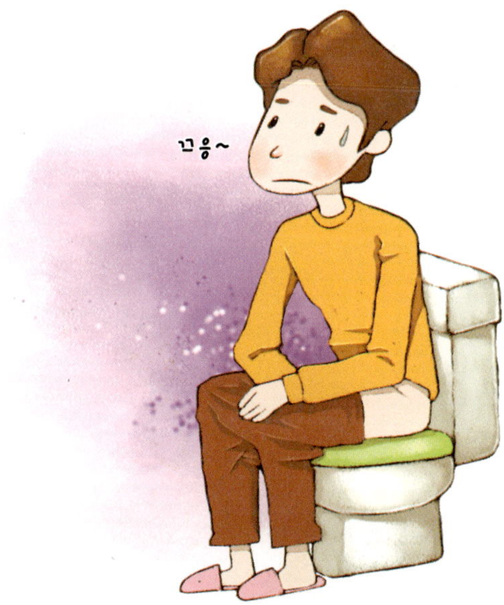

맥주를 마시면 설사가 나고 아랫배가 아픈데?

맥주를 마신 후에 변이 무르게 나오고 아랫배가 아프다고 하는 사람은 대부분이 과민성 대장 증후군을 가진 사람들이다. 검사를 해 보면 특이한 이상이 발견되지 않는 경우가 많다. 맥주에 있는 특수한 물질에 대한 대장의 과민 반응에 의해서도 이러한 증상이 나타날 수도 있다. 그러한 병력이 있는 사람은 맥주를 피하는 것이 좋다.

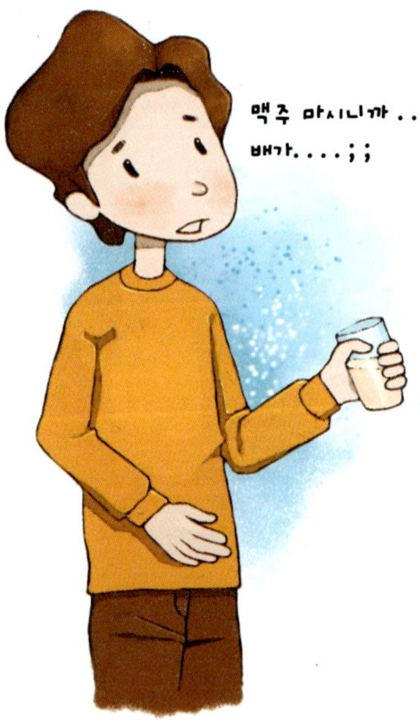

대변에 피가 가끔 묻어 나오는데 이유는?

변과 같이 항문으로 출혈이 있을 때에는 식도에서부터 항문까지 그 사이의 어느 곳에서든지 출혈을 하고 있는 병변이 있다.

먼저 그 색깔에 따라 병변의 부위를 구분할 수 있다. 커피 찌꺼기처럼 검은 색깔을 하고 있으면 식도, 위, 십이지장 등 상부위장관의 병변이고, 색깔이 붉은 색에 가까울수록 직장 등 하부위장관에서 출혈하는 병변이다.

특히 선홍색이고 혈액이 대변에 섞여 있지 않고, 대변 주위에 묻어 나오면 직장이나 항문에 병변이 있어서 출혈하는 것이다. 치질, 항문 열상, 직장암, 직장염 등을 의심할 수 있다.

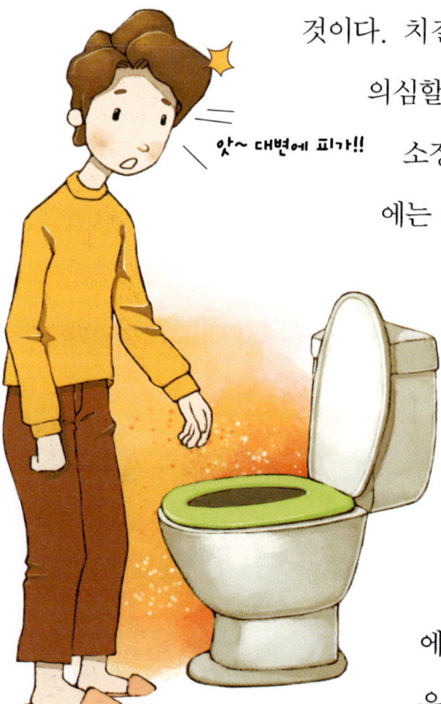

소장이나 대장의 병으로 출혈하는 경우에는 변에 혈액이 섞여 있는 경우가 대부분이다.

항문으로 출혈이 있을 때에는 그 색깔을 유심히 보아 두었다가 뒤에 의사에게 알려주면 진단에 도움이 된다. 대변에 피가 묻어 나오면 일단 전문의에게 대장내시경 검사 등의 정밀 검진을 받는 것이 좋다.

대변을 보고 나면 또 보고 싶고 항문 주위가 아픈데?

이런 증상을 가진 환자에서 대장 내시경 검사를 해 보면 특이한 이상 소견이 발견되지 않는 경우가 많다. 그러나 대장 운동 검사에는 가끔 이상 소견이 발견될 수도 있다. 과민성 대장 증후군을 가진 환자에서도 이러한 증상이 나타나기도 한다.

설사가 나면 어떻게 하여야 하나?

설사라는 용어는 대변의 양과 횟수가 증가하고 성분의 변화가 와서 무르게 또는 액체같이 나오는 것을 말한다. 혈액이나 점액이 섞여서 나오는지 보아야 하고, 복통이 있는지 여부가 그 원인을 구별하는 데 중요하다.

기능성 설사는 불안, 스트레스, 과민성 대장 증후군 등에 의해서 주로 발생하고 설사가 나지만 복통으로 잠을 깨는 경우는 없고 혈변이 나오지도 않는다. 외국 여행, 외식, 사람들이 밀집해서 사는 환경에서의 생활 등으로 인해 설사가 발생할 때에는 세균감염으로 인한 가능성이 많다.

대변에 혈액과 점액이 섞여 나올 때에는 감염성 대장염이나 염증성 장질환 등을 의심하여야 한다.

설사의 원인이 분명하지 않을 때에는 완화제 남용, 최근의 광범위 항생제 사용으로 인해 발생한 설사를 의심할 수 있다. 변이 무르게 나오는 배변 습관을 설사로 잘못 알고 있는 사람이 있는데 이는 수년 동안 가지고 있는 자기의 습관인 경우가 많다. 이러한 배변 습관이 세월을 두고 변하는 사람도 있다.

설사가 심한 경우에는 멎을 때까지 안정을 하는 것이 좋고, 급성 시기에는 금식을 하는 것이 좋다. 설사로 인한 체내의 수분 손실은 끓인 보리차로 보충시켜 주면 좋다. 커피는 설사가 멎을 때까지 마시지 않는 것이 좋다.

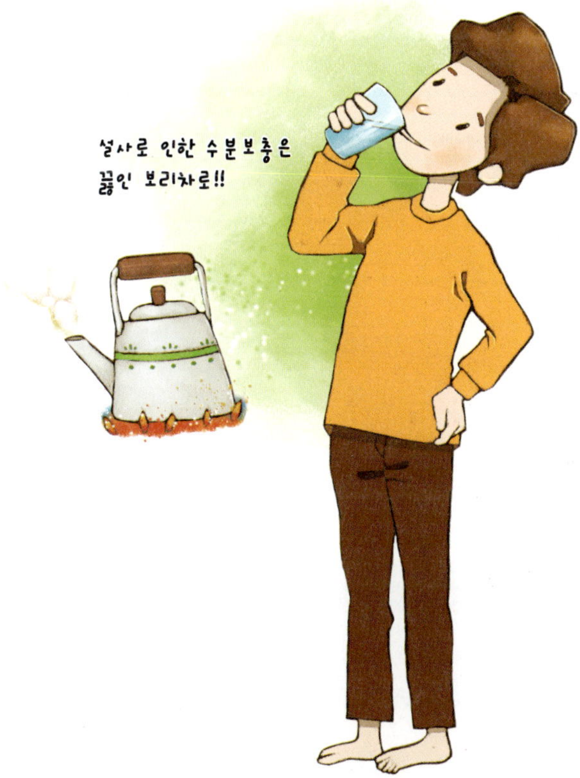

배가 가끔 아프고 변이 무르거나 변비가 오는데 이유는?

각종 스트레스에 의해서 대장운동에 불균형이 일어나 복통, 설사, 변비 등이 나타나는 것을 과민성 대장 증후군이라 한다. 정신적, 신체적인 자극이 이 증후군의 발생과 경과에 영향을 많이 준다.

위장계통에 발생하는 이상 중에 세계적으로 제일 빈도가 높은 병이지만 그러나 암이나 다른 병으로 전환이나 진행되지 않는 것이 특징이다.

나타나는 증세에 따라 크게 3가지형으로 구분된다. 첫째는 변비가 주로 나타나는 형, 둘째는 묽은 변의 설사가 주로 나타나는 형, 셋째는 위의 두 가지 형이 복합해서 나타나는 형인데 치료가 까다로운 형이다.

변비형은 변이 잘 나오지 않으면서 변을 볼 때 토막으로 적게 나오고 변을 보고 나도 또 보고 싶은 것을 말한다. 가스도 자주 나오면서 배가 주기적으로 아프고 가스에 의해서 배가 부르고 장의 유동운동이 증가되어 배에서 소리가 들린다는 사람도 있다.

설사형은 배가 가끔 아프면서 하루에 2~3회 변이 무르게 나오고, 변을 보고 나도 또 보고 싶은 경우가 많다. 대개는 1~2주간의 치료로 증상이 호전된다.

조기에 정확한 진단을 받아 대장의 특별한 질병이 아니라는 것을 확실하게 하는 것이 환자 관리에 도움이 되는데, 암이나 만성 대장염 등으로 진행되지 않는다는 확신을 환자가 가지게 하는 것이 치료에 중요하다.

변에 점액, 혈액 등이 나오면 전문의의 검사를 받아 보아야 한다. 일반적으로 대장 증후군으로 인한 장의 증상이 반복되면서 오래 가기 때문에 환자들이 대장암 등 다른 큰 병으로 이행하지나 않을까 하는 걱정을 많이 한다. 대장 증후군으로 확실하게 진단이 되면 이것은 다른 이상으로 이행하지 않는다.

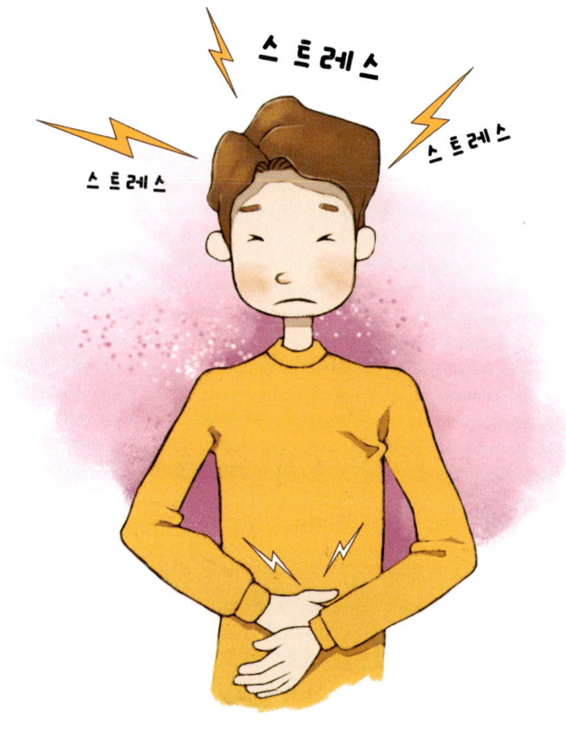

방귀는 참아야 하나?

정상인에서도 많은 방귀가 매일 나올 수 있으며 이는 불필요한 체내 가스를 몸 밖으로 배출하기 위한 생리현상이다.

방귀는 하루에 약 200~3,000 mL 정도로 사람에 따라 배출량이 다양하며, 400 mL는 장내 세균에 의해 발생하고 200 mL는 음식을 먹을 때 공기를 같이 삼킨 것이다. 정상적으로 위장관내에는 약 100 mL (30~200 mL)의 가스가 존재한다.

젊고 건강한 사람은 하루에 13.6 ± 6번의 방귀를 뀐다.

냄새가 별로 없고 시원하다고 느낄 때에는 소화가 잘 된다는 것이고, 악취가 나는 방귀를 자주 뀐다면 소화관에 이상이 있을 수도 있으며, 6개월 이상 악취가 나는 방귀를 뀌는 사람에서 대장암이 발견되는 경우도 있다.

방귀는 약 4백여 종류의 가스로 구성되어 있는데 그중 중요한 것은 질소, 이산화탄소, 메탄가스, 수소, 산소 등이다. 음식물이 장내의 세균에 의해 정상적으로 발효되면 냄새가 없는 반면 장내에 노폐물이나 부패세균이 많으면 발효과정에서 암모니아, 페놀, 황화수소 등 인체에 해로운 물질을 만들어내므로 악취를 풍기게 된다.

이 중 벤조피렌, 나이트로사민 등은 발암성 물질로 독성가스이며 식곤증, 식후 두통, 식후 콧물, 기침, 재채기 등을 야기시킨다.

음식을 많이 먹는 사람은 정상인의 1.5~4배 정도 방귀가 많이 나오며, 방귀가 정상인보다 3~10배 정도로 많이 나오는 사람은 병을 가진 경우가 많다.

장의 수술을 받고 난 후 대개 3일 정도 지나면 방귀가 나오는데, 이는 수술이 성공했다는 신호로 대단히 반가운 소식이다.

방귀가 많이 나오는 음식으로는 사람에 따라 차이가 있는데, 탄수화물을 함유한 과일, 콩, 양배추와 같이 흡수가 잘 안 되는 야채를 많이 먹었을 때 방귀가 많이 나온다.

또 우유, 패스트푸드 식품에 가스가 많이 발생하는 사람도 있고, 단백질(생선, 동물, 인스턴트 식품)을 많이 먹고 난 후에도 가스가 많이 발생하는 사람도 있다. 방귀가 많이 나오는 사람에게 음식 내의 유당, 콩, 밀가루, 브로콜리, 파, 배추 등을 적게 먹게 하면 가스가 적게 생기는 경우도 있다. 방귀를 참으면 소장으로 역류하고 혈액에 흡수되어 인체의 여러 곳을 오염시킨다.

치료는 첫째 방귀가 자연현상이라는 것을 인식하고 걱정을 하지 않게 하고, 둘째 음식을 천천히 먹어서 삼키는 공기를 적게 하도록 하고, 셋째 자기의 경험으로 가스가 많이 발생하는 음식을 피하도록 한다. 넷째 가스가 차면 적당한 곳에서 즉시 배출시키도록 한다.

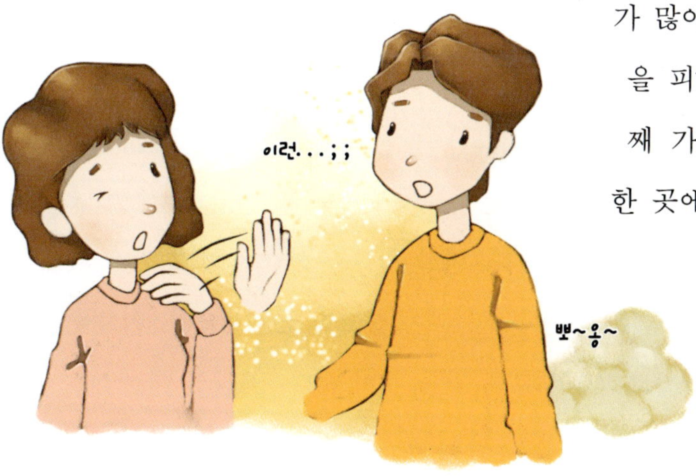

방귀가 자주 나오면서 악취가

나고 설사, 변비, 복통, 식욕부진, 체중 감소 등의 증상이 있으면 전문의의 진찰을 받아야 한다.

방귀가 많이 나오는데?

방귀는 불필요한 체내 가스가 밖으로 배출되는 생리적인 현상이다. 건강한 사람도 하루에 약 13~20번 정도 배출할 수 있다. 가스가 많이 배출되는 것이 생리적인 경우는 계속해서 나오는 것이 아니고 특정한 음식을 먹고 난 후에 일시적으로 많이 나오다가 횟수가 줄어든다. 그러나 악취가 심하게 나면서 지속적으로 방귀가 많이 나오는 경우는 대장암과 같은 이상이 있는 경우도 있으니 검사를 받아 보아야 한다.

만성 염증성 장질환(궤양성 대장염, 크론씨병, 베첏씨병)으로 진단받았는데 어떻게 관리하여야 하나?

만성 염증성 장질환은 내과적으로 치료가 되든지 혹은 수술을 받게 되든지 간에 대개 그 경과가 수년 이상 지속되는 병이다. 설사가 혈변과 점액 등으로 섞여 나오면서 하루에 여러 번 변을 보는데 자주 보는 환자는 10회 이상 보면서 배가 아프다.

약물 치료를 하면서 경과에 따라 약물에 반응이 없든지 합병증이 나타나면 장의 절제수술을 시행한다. 약물 치료를 하는 동안 호전이 되지 않을 때 언제 수술을 하여야 하는지가 중요한 문제이므로, 치료를 시작할 때 전문의사로부터 치료를 받는 것이 좋다. 궤양성 대장염은 병의 경과 중에 대장암도 발생할 수 있다.

꾸준히 약을 복용하여야 하고 합병증 발생, 수술 여부 등의 경과 판정을 위해서는 정기적인 X-선 촬영 및 내시경 검사를 받아야 한다.

늑골 아래 부분이 아픈데?

우측이나 좌측 상복부 통증을 호소하며 찾아오는 환자 중 늑골 하단부가 복벽을 자극해서 통증이 발생하는 경우를 가끔 볼 수 있다. 대부분의 환자들은 통증이 장기간 있기 때문에 그 부위 즉, 우, 좌 상복부에 특별한 이상이 있는지를 의심하여 초음파 검사 등 여러 병원에서 검사를 받는 경우가 많다. 역시 모든 검사를 동원하여도 특이한 소견은 발견되지 않는다. 거의가 주로 앉아서 일하는 사람에게서 오는데 자세를 한쪽으로 더 기울여서 앉는 자세를 하는 사람이고 복부 비만이 있는 경우가 많다. 그쪽 늑골하단부가 복벽을 계속해서 누르면서 증상이 발생한다. 대체적으로 반듯하게 누우면 통증이 덜하든지 없어진다고 한다. 허리를 넣고 자세를 반듯이 하면 거의가 통증이 없어진다. 복부비만도 줄여야 한다.

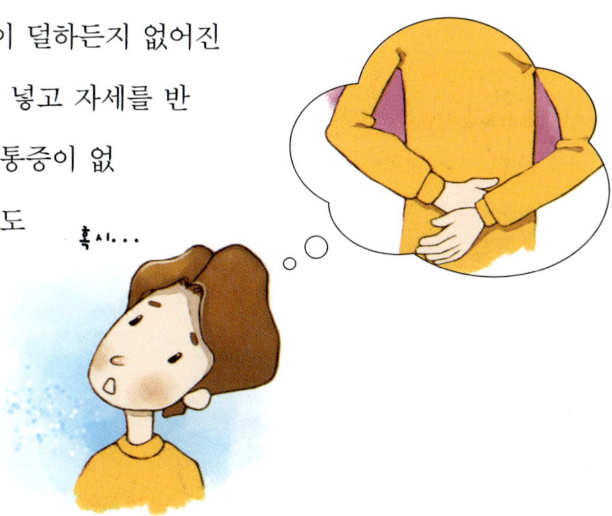

과민성 대장이라고 하던데?

과민성 대장 증후군은 설사, 변비, 복통 등의 증상이 반복해서 나타나는 복부 증상으로 재발하는 것이 특징이다. 환자들은 이 질환이 대장암과 같은 중대한 대장 질환으로 이행하지 않을까 하는 불안을 가진 환자가 많다. 이와 같은 증상이 있는 사람은 일단 대장검사를 완전하게 받아야 한다. 이 질환으로 진단이 되면 중대한 병으로 이행되지 않는다는 확신을 가지게 하는 것이 치료에 도움이 된다. 자극성 음식 특히 맥주를 마신 후에 이 증상이 나타나는 환자는 그와 같은 음식은 피해야 한다. 증상이 나타나 불편한 경우에는 치료를 받아야 한다.

배가 서서히 불러 오는데?

일시적으로 배가 부르다가 다시 꺼지는 경우는 대개 과식으로 인한 위의 팽창이나 대장에 차는 가스를 원인으로 복부가 부어 오르는 경우가 많다. 그러나 꺼지지 않고 지속적으로 부어 오른 경우는 빨리 진료를 받아야 한다. 복강 내에 복수가 차 배가 거북할 정도로 불러도 위장에 가스가 차는 것으로 알고 늦게 찾아오는 환자가 가끔 있다. 간 경화증이나 가끔 복강 내 종양으로 복수가 발생할 수도 있다.

대장 내시경은 얼마나 자주 받아야 하나?

최근 우리나라의 음식이 서구화되면서 대장암 환자 발생 빈도가 증가하고 있다. 대장암은 거의가 대장용종에서 암으로 이행하여 암이 발생하므로 정기적인 대장 검사가 큰 의미가 있다. 대장암의 전 단계인 용종을 내시경으로 미리 제거할 수 있으므로 대장 내시경 검사는 암 예방에 의미가 있다. 50세 이후에는 5년에 한 번씩은 대장 내시경 검사를 받는 것이 바람직하다. 대장 내시경 검사에서 용종을 제거한 사람은 3년 후에 대장 내시경 검사를 받아야 한다. 그러나, 가계에 대장암 환자가 있든지 대장용종이 있는 환자는 더 자주 검사를 받아야 한다.

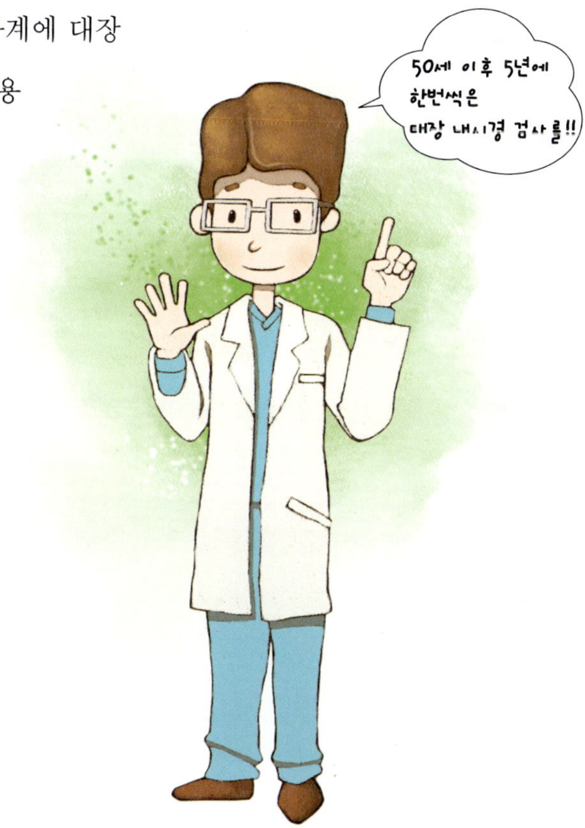

복부의 종양을 개복 수술하지 않고 로봇 수술을 한다고 하던데?

복강 내에 발생한 여러 종류의 종양이나 질병에 대해 정도에 따라 개복하지 않고 복강경이나 로봇을 이용하는 수술이 가능하게 되었다. 이와 같이 비수술적 방법으로 치료하기 위해서는 조기 검진으로 발견하여 치료를 받는 것이 효과적이다.

대장의 용종(물혹)이 대장암이 된다고 하던데?

대장암은 선종이나 용종으로부터 이행되어 발생하는 것이 많다. 특히 대장 선종은 과형성 용종보다 암으로 잘 이행하는 것으로 알려져 있다. 대장 내시경 검사를 하면서 용종이 발견되면 거의 제거한다. 그러나 크고 선종의 형태를 하고 평평한 모양을 한 것은 이형성의 정도도 알아야 하고 암이 동반하는 경우도 있으니 조직 검사를 해서 결과에 따라 제거한다. 조직 병리 검사 결과 암이 발견되지 않으면 내시경으로 절제한다. 대장 내시경 검사로 조기에 암을 발견하면 개복 수술을 받지 않고 내시경으로 절재하여 암을 제거할 수 있다. 대장암을 예방하기 위해서는 40세 이후에는 정기적으로 대장 내시경 검사를 받아야 한다.

2장

흔히 보는 위장 질환들

입

소화는 입에서부터 시작되는데 음식이 저작되고 침이 섞여서 수분으로 적셔지게 된다. 침은 아밀라아제, 혀에서 나오는 리파아제, 중탄산염 등 효소들의 칵테일이다. 음식의 소화는 이와 같이 입에서부터 시작된다.

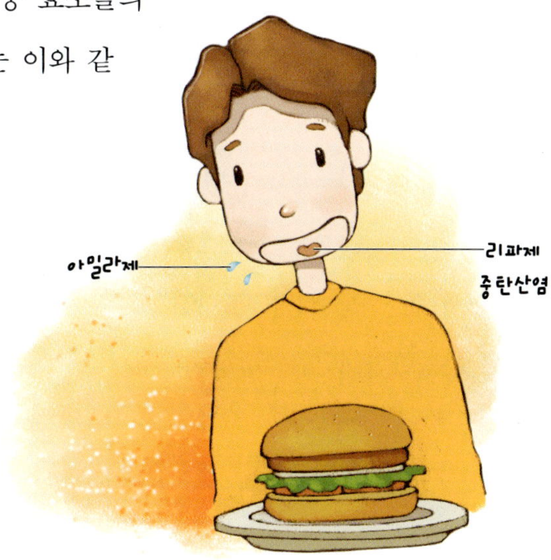

식도

1. 식도의 기능

식도는 근육층으로 쌓인 관으로 그 길이가 25~35 cm이다.

식도는 입 속에서 씹힌 음식이 내려가 위까지 가는 사이의 연결 부분으로, 앞가슴 속에 위치하고 있다. 식도 벽에는 근육층이 있어서 자체의 유동운동으로 입에서 내려온 음식을 위까지 운반하게 되고 이때 삼킨 침이 윤활유 역할을 한다.

식도와 위의 연결 부위에는 근육이 있어서 위의 내용물이 식도로 역류하는 것을 막아 식도염을 방지한다.

2. 식도염

식도염을 일으키는 원인은 여러 가지가 있으며, 주 증상이 앞가슴 통증으로 심장의 이상에서 오는 통증과 감별을 요한다. 일반적으로 식도염이란 위식도역류에 의해서 산, 담즙, 알칼리 등이 식도로 역류하여 식도에 염증을 일으켜 나타나는 역류성 식도염을 말한다.

기타 원인으로 세균, 바이러스, 곰팡이, 기생충 등이 면역결핍 상태에서 식도염을 일으킬 수 있다. 앞가슴 쓰림 및 통증이 주 증상이고, 트림이 나올 수도 있다. 경과가 오래되어 음식을 삼키는 것이 불편해지면 식도 협착이 오는 증상이다.

3. 식도암

식도암은 50대 후반의 남성에서 호발한다. 음주와 흡연을 오래 하는 것이 제일 주된 원인이다. 초기의 증상으로 음식을 삼키는 것이 곤란하고 체중이 감소한다.

초기에는 고형 음식을 삼키기가 어려워지다가 점차 유동식도 삼키기 어려워진다. 점점 음식을 삼키기가 어려워지면서 구토가 나고 통증이 온다. 치료는 수술과 항암치료를 하지만 일반적으로 예후가 좋지 않다. 정기적 검진으로 조기에 발견하여 치료를 받는 것이 좋다.

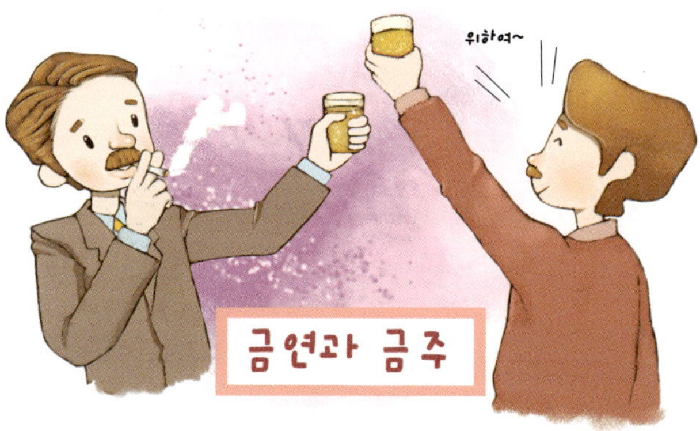

4. 약물성 식도궤양

약을 복용하고 물을 적게 마시는 경우에 약이 위장으로 내려가지 못하고, 식도에 붙어 약이 녹으면서 궤양을 일으키게 된다. 테트라사이크린, 독시사이크린 같은 항생제, 비타민 C 등에 의해서 잘 발생한다. 약을 복용한 후 4~6시간 후에 가슴에 통증이나 지속적인 작열감을 느끼게 된다. 이때 음식을 먹으면 식도에 통증을 느낀다. 내시경 검사로 식도의 궤양을 볼 수 있고, 심한 경우에는 식도암을 의심하여 조직생검을 요하기도 한다.

일반적으로 약을 복용할 때에는 똑바른 자세로 약을 삼키고 약 복용 후 금방 잠자리에 눕는 것은 피해야 한다.

5. 식도 운동 장애

식도는 근육층으로 된 관 모양으로 되어 있고, 식도 상부와 하부의 특수한 근육 묶음에 의해서 유동운동이 조절된다.

이곳에 분포된 신경이나 식도의 근육에 이상이 생기면 식도운동에 이상이 발생하여 음식이 잘 내려가지 않는다. 증상으로는 음식을 삼키는 데 지장이 나타나는 것이 있다. 음식을 삼키는 것이 힘들고 음식이 기도로 넘어가 폐 흡인 등의 문제를 일으킬 수도 있다.

식도 운동 장애로 인한 가슴 부위의 통증과 심장에서 오는 통증은 임상적으로 감별이 어려워 심장 검사로 그 감별을 요한다.

6. 식도 이완불능증(아칼라지아)

젊은 연령층에서 음식을 삼키지 못하고 다시 입으로 역류하는 증세가 있으면 이 병을 의심한다.

이 질병은 하부식도 괄약근의 운동성 장애로 그 괄약근의 압이 높아 음식을 삼킬 때 아프고 식도의 운동이 불규칙적으로 되는 것이다. 신경과 식도근육의 연결이상과 식도에 분포되는 신경총의 감소가 원인이다.

가슴이 아프고 음식이 역류하는 것이 주로 나타나는 증상이며 점차 진행되면 음식이 역류하여 기관지로 넘어가 흡인성 폐렴을 일으키기도 한다.

경과가 대개는 만성적이며, 수개월 내지 수년에 걸쳐서 연하곤란 및 체중 감소가 진행된다. 치료는 정도에 따라 약물, 보틀리늄 독소 주입, 풍선확장술을 한다.

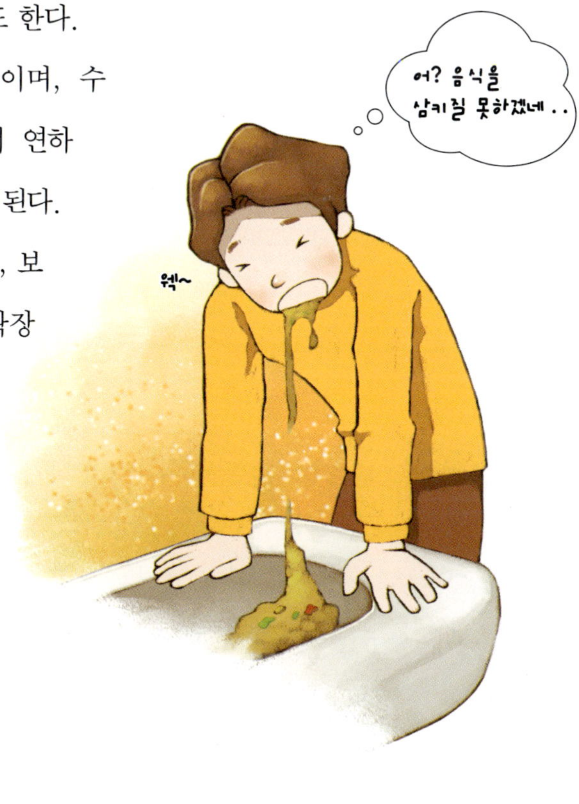

7. 위식도 역류질환

위식도 역류질환은 위 내용물이 식도로 역류해서 가슴 쓰림, 음식물의 역류 등의 증상이 나타난다. 위식도 역류가 오래 지속되면 정도에 따라 역류성 식도염, 식도 궤양이 발생한다. 그 외에 흉통, 만성적으로 쉰 목소리, 계절과 관계없는 천식발작, 만성적인 기침, 식도 궤양, 식도 협착 등이 나타날 수 있다. 원인은 하부식도의 괄약근이 일시적으로 이완하여 역류가 발생하는 것이다. 저자의 경험으로 환자들 중에는 가슴 부위가 갑갑하니까 억지로 트림을 하는 사람이 많았다. 이때에 위내용물이 역류되어 식도염증이 더 악화되므로 트림을 억지로 하려고 해서는 안 된다.

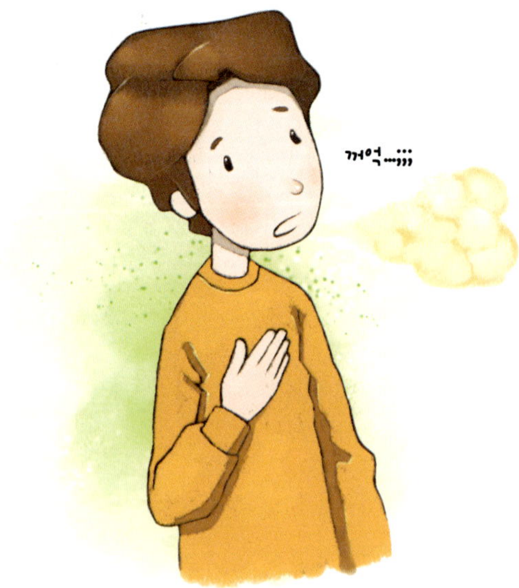

억지로 트림을 하지 않고 갑갑해도 참으면서 치료를 받으면 더 빨리 좋아진다. 자연적으로 나오는 트림은 가스만 나오므로 식도를 자극하지 않아 관계없다. 치료의 첫 단계로 생활 양식의 변화가 치료에 도움이 된다. 즉, 취침 시 머리의 위치를 더 높이는 것, 취침 전에 음식이나 수분 섭취를 피할 것, 술, 담배, 커피를 피할 것, 초콜렛, 박하를 피할 것, 식사 두 시간 후에 취침할 것, 필요 시 제산제를 복용할 것, 음식 중에 지방식을 줄일 것, 허리 부위에 꽉 조이는 옷을 피할 것, 체중을 감량할 것 등이 약물 치료 전에 치료의 첫 단계로 도움이 된다.

8. 역류성 식도염으로 인한 기침

호흡기계의 이상이 없으면서 역류성 식도염이 있는 경우에 식도에서 역류한 것이 기도를 자극함으로써 발생하는 기침이다. 때로는 기침이 심하여 기관지 천식과 구별이 어려운 경우도 있다. 기관지 천식은 계절에 따라 발작이 있는데 역류성 식도염에 의한 천식형 기침은 계절과 관계없이 발생한다고 하여 비계절성 천식이라고도 부른다. 역류성 식도염에 대한 치료를 하면 기침이 호전된다.

위

1. 위의 기능

위는 음식물의 저장, 분쇄 및 십이지장으로의 배출 기능을 한다. 위의 벽세포에서 분비되는 강한 산은 음식에 오염되어 있는 세균을 처리하는 항균작용도 있다. 위의 벽세포에서는 단백질을 분해하는 펩신이 분비된다. 여러 종류의 위액을 분비하여 위벽을 보호하는 점막층을 형성하여 위산과 펩신에 의한 자체손상으로부터 보호하는 역할을 한다. 식도로 위의 내용물이 역류하는 것을 막는 기능이 있어서 역류로부터 식도를 보호한다. 포만감을 느끼게 하고 위장의 기능을 조절하는데 관여하는 장의 호르몬을 분비한다.

2. 급성 위염

자극성이 있는 음식, 과음 및 약물 등으로 위점막에 급성 염증이 발생하고 심와부에 통증, 쓰림, 거북함 등의 증상이 나타난다. 남자들에서 흔히 볼 수 있는 숙취, 즉 술을 과음하고 난 후에 위가 쓰리고 아픈 것도 급성 위염의 증상이다.

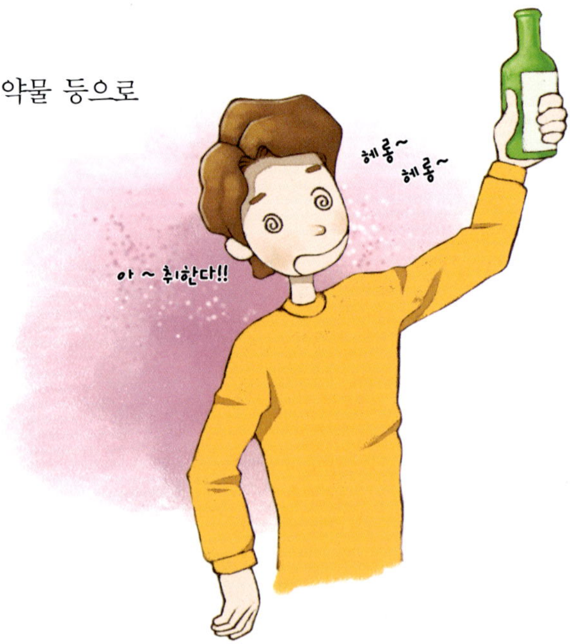

짜고 맵고 자극성이 있는 음식을 먹고 난 후에 상복부에 나타나는 증상도 위염에 의한 것이다. 약물에 의해서도 위염이 많이 발생하는데 특히 노인 연령에서 신경통, 감기 치료약을 복용한 후에 위염이 잘 발생한다. 치료를 하면 대개 일주일 내에 회복된다.

3. 만성 위염

급성 위염이 반복해서 발생하게 되면 만성 위염으로 되는 것이 우리나라에서 많이 보는 만성 위염의 형태이다. 위 증상이 없이도 내시경 검사를 해보면 위염 소견은 거의 모든 사람이 가지고 있다.

이들 만성 위염 환자 중 치료를 받아야 하는 대상은 증상을 가지고 있는 위염 환자이다. 만성 위염은 위 내시경 검사로 거의 진단되고 있는데 현재 우리나라에서 위 내시경 검사를 받는 환자의 많은 수가 만성 위염으로 진단되고 있다.

위축성 위염은 위암의 전 단계의 병변으로 진단받은 이후 적어도 1~3년 간격으로 정도에 따라 내시경 검사를 받아야 한다. 만성 위염을 진단받게 되면 제산제를 복용하는 사람이 많은데 제산제를 장기간 복용하면 위산도가 떨어져 음식과 같이 들어오는 세균을 살균시키는 작용이 떨어지고 위의 생리가 파괴되어 위암이 발생하는 원인도 된다.

만성 위염 때문에 소화가 잘 안 된다고 소화제를 많이 복용하는데 소화효소가 적게 분비되는 것은 아니고 염증에 의한 증상이므로 소화제를 치료 목적으로 복용할 필요가 없다.

만성 위염 환자 중 위의 운동 장애로 증상이 나타날 수도 있으므로 오래 지속되는 경우에는 위운동검사를 받아 보아야 한다.

4. 위, 십이지장궤양

위궤양은 위를 보호하는 점막 층의 손상으로 위산, 펩신 등에 의해 발생한다.

십이지장 궤양은 위산이나 펩신의 과다분비로 구부에 궤양이 발생하는 것이다.

최근에는 헬리코박터 파일로리 세균이 위점막에 감염된 경우에 궤양이 발생하고 치료도 잘 되지 않는다고 알려져 있다. 따라서 헬리코박터 파일로리 세균이 양성으로 나오면 궤양 치료와 함께 제균 치료를 하여야 한다.

궤양은 6~8주의 치료로 대개는 치유가 되는데 가끔 선상형의 궤양은 치료 기간을 더 요하기도 한다.

위궤양 병변은 암의 위험이 있으므로 치료 후에도 내시경 검사로 확인을 받아야 한다. 그러나 일반적으로 십이지장궤양은 치료 후에 암의 발생 위험이 없기 때문에 확인 내시경 검사를 반드시 받을 필요는 없다.

십이지장 궤양은 발생 후 1년 내에 재발률이 약 70% 정도가 되므로 재발을 방지하기 위해서 유지요법으로 잠자기 전에 한 번 위산분비 차단제를 일 년 정도 복용하는 것이 좋다.

노인에게 있어서 관절통, 신경통의 치료 목적으로 장기간 약을 복용하여, 이들 약물에 의한 위궤양이 잘 발생하는 것을 볼 수 있다. 위벽을 보호하는 점막층이 약하므로 약물에 의해서 점막층이 파괴되어 궤양을 일으키게 된다.

그러므로, 노인 연령에서는 관절통, 신경통, 감기약 등을 사용할 때 주의를 요하고 장기 복용하는 것을 피하는 것이 위를 보호하는 방법이다.

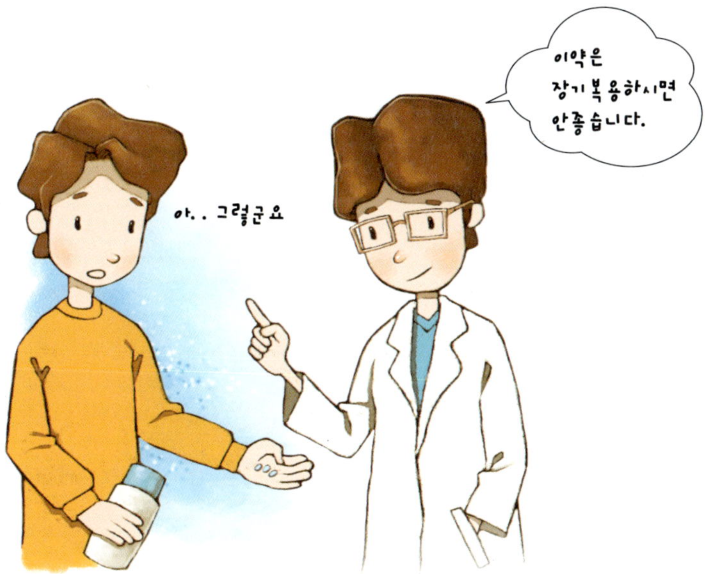
이약은
장기복용하시면
안좋습니다.
아.. 그렇군요

5. 위암

우리나라 사람의 사망 원인 중 가장 많은 것은 암이고 암 중에 가장 빈도가 높은 것이 위암이다. 조기에 발견하면 수술로써 치료할 수 있는데 조기 발견이 아직도 잘 되고 있지 않는 실정이다. 위장약을 쉽게 구입할 수 있어 약으로 일시적으로 증상이 좋아지면서 진단이 늦어져 암이 진행하는 것도 조기 진단이 늦어지는 한 원인이다.

위암은 유전적 인자가 있으므로 가족력이 있는 가계에서는 위 검진을 매년 받는 것이 좋다. 약을 먹어보고 경과를 본다는 생각보다 40세 이후에는 증상이 있으면 조기에 검사를 받아보는 것이 좋다.

소화불량, 속쓰림, 거북함 등의 증상은 위염, 위궤양, 위암 환자들에 모두 나타날 수 있으므로 증상으로 위질병의 종류나 정도를 구별할 수 없다.

나이가 젊다고 증상이 오래 지속되는데 약만 복용하고 시간을 끌어서는 안 되고 검사를 받아 보아야 한다. 저자가 본 한 환자는 43세 은행원으로 소화불량, 속쓰림 등의 증상이 일 년 전부터 있었는데, 술을 자주 마시니까 술 때문에 이 증상이 반복되는 것으로 생각하고, 설마하며 제산제를 복용하면서 일 년을 보냈다. 체중이 감소하고 증상이 점점 심해져 일 년 후에 위 내시경 검사를 해보니, 암이 진행되어 수술이 어려운 상태였다. 유능한 인재가 수개월 만에 타계하였는데 검사를 일찍 받았더라면 하는 아쉬움으로 마음이 아팠다.

위암의 발생 원인은 여러 가지가 있는데 음식물에 의한 환경적 요인이 중요하므로 짜고 매운 음식을 피하고 날음식을 먹지 않도록 하며 음식이 세균에 오염되지 않도록 하여야 한다. 최근에 헬리코박터 파일로리 세균이 위암 발생과 관련이 있다는 것이 알려졌다. 20~30대에서도 위암이 가끔 발생하는 것을 볼 수 있지만, 40대 이후에 증상이 1~2주 이상 지속되면 검사를 받아보는 것이 최선의 방법이다.

위암을 의심하여 각각 다른 병원에서 내시경 조직 검사를 받았는데, 두 번은 염증이나 궤양으로 나왔고 한 번은 암으로 진단되었을 경우 어떤 쪽을 믿어야 하는지를 가지고 환자가 당황해하는 경우를 많이 볼 수 있다. 일단 암의 진단이 한 번이라도 나왔으면 암으로 진단되는 것이다. 병리 조직 검사로 한 번의 암 진단이 중요한 것이다. 암은 조직 검사를 하여도 한 번 만에 암세포가 발견되지 않는 경우가 있을 수 있다.

치료는 근본적으로 수술이고 근래에는 일부 환자에서 내시경으로 조기 위암을 절제해내는 시술을 한다. 수술로써 완치할 수 있는 조기 위암은 일반적으로 증상이 없다. 즉 완치할 수 있는 조기 위암은 증상이 없다. 위암으로 증상이 나타나 위 내시경 검사로 진단이 되면 거의가 진행된 위암이다.

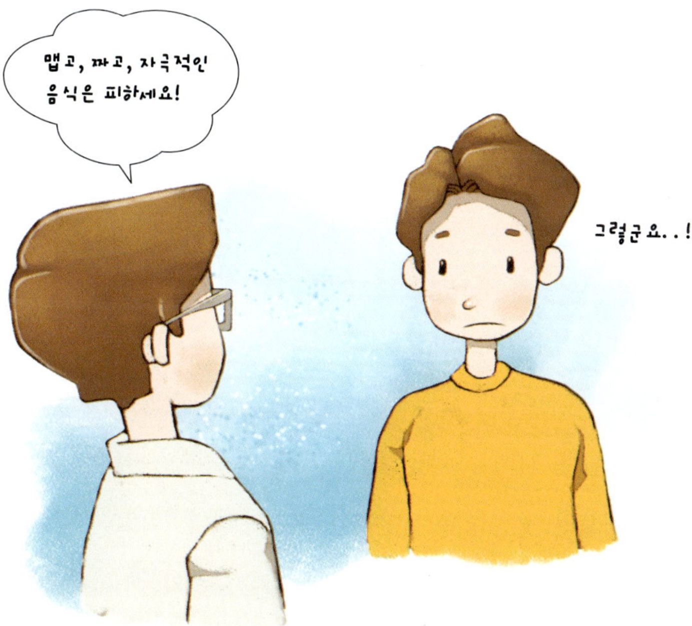

6. 위운동의 장애

소화불량 등 위의 증상을 호소하는 환자들 중 위운동 장애로 음식의 배출이 잘 되지 않는 환자가 있다. 만성 위염으로 진단을 받은 환자들 중 약 30%가 위운동 장애가 있다.

만성 위염으로 진단을 받아 위염에 대한 치료를 받아도 효과가 없는 환자는 위운동검사인 배출기능에 대한 검사를 받아보는 것이 좋다.

위에 증상이 있으면 일반적으로 죽을 먹으라고 권하는 사람이 많고, 또는 환자 자신이 죽을 먹는 경우도 많다. 그러나 위질환의 치료에 죽을 먹어야 하는 경우는 극히 제한되어 있다.

위출혈 등 궤양의 합병증이 발생하지 않는 한 죽을 먹을 필요가 없다. 만성 위염에 죽을 먹으라는 의사의 지시 한마디로 수개월 간 죽을 먹는 사람들을 볼 수 있다. 만성 위염의 치료에는 죽을 먹는 것이 도움이 되지 않는다. 오랫동안 죽을 먹어 체중이 감소하고 전신쇠약으로 마치 암과 같은 병에 걸린 것처럼 되어 병원에 오는 환자를 볼 수 있다.

위벽에는 근육층이 있어서 장기간 죽을 먹으면 위운동이 감소되어 근육이 위축된다. 위의 근육이 위축되면 그 이후에 고형 음식을 먹었을 때 소화를 못 시키는 악순환을 거듭하게 된다. 이러한 악순환을 거듭하는 환자들을 3차 병원에서 많이 볼 수 있다. 치료는 '위의 조깅'이 필요하고 위운동을 촉진시키는 처방뿐이다. 위의 근육을 튼튼하게 하기 위한 조깅 방법은 뛰는 것이 아니고 음식을 먹게 하여 위운동을 회복시켜 위의 근육을 튼튼하게 해주는 것이다.

당뇨병이 오래되면 위에 분포되는 신경의 손상으로 위의 배출이 잘 안 되어 소화장애를 일으키는 환자를 볼 수 있다.

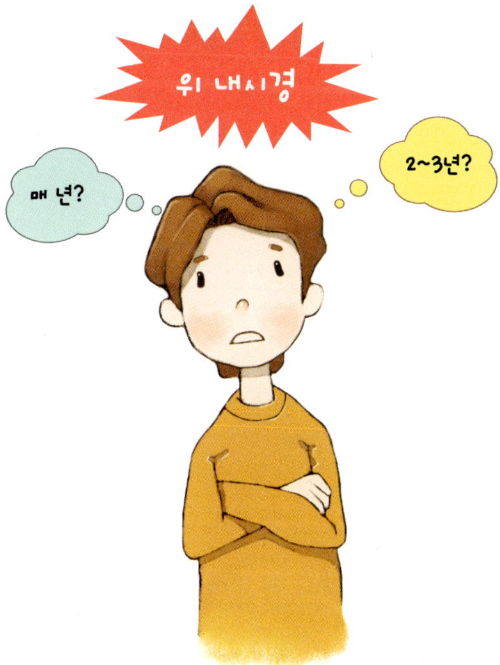

7. 헬리코박터 파일로리균

헬리코박터 파일로리(H.P.) 세균은 사회적 · 경제적 수준이 낮은 나라와 과밀한 인구 집단에서 발병률이 높다. 이 세균은 위의 아랫 부분인 전정부에 주로 서식한다.

사람에서 사람으로 즉 사람의 대변에서 균이 나와 다른 사람의 입으로 주로 전파되며, 식수와 야채가 오염원이라는 보고도 있다. H.P.는 위십이지장궤양, 만성 위축성 위염, 위암 발생의 원인과 관계가 있다. 잘 낫지 않는 위궤양 환자에서 H.P.가 양성인 경우에 H.P.를 치료하면 위궤양이 잘 치유된다.

십이지장궤양이 자주 재발하는 환자에서 H.P.가 양성인 경우에 H.P.를 치료하면 재발이 훨씬 적다. H.P.의 감염 빈도가 높은 우리나라의 경우 60세 이상에서 전 인구의 약 70~80%가 양성이므로 H.P. 양성인 위염환자에 대한 H.P.의 치료는 전문의와 상의하여야 한다. 한번 치료되면 재발이 적고 재감염률도 낮다. H.P. 진단은 혈청검사로 간단히 할 수도 있고 위 내시경 검사를 하면서 동시에 하는 CLO검사가 일반적으로 의사들이 하는 검사이다. 세균 치료 후 내시경 재검사에서 다시 CLO 검사가 양성으로 나왔을 경우에는 일차적으로 한 세균 치료가 실패했을 가능성이 높으므로 다시 치료를 받아야 한다. 다시 치료를 할 때에는 내성균을 고려해 약제 선택에 신중을 기해야 한다. 국내 H.P. 연구회에서 권장하는 세균치료 지침은 증상이 없는 위염 환자에서는 치료를 하지 않는 것으로 되어 있다. 잘못 사용하면 항생제를 남용하게 되는 것이다. 그러나 많은 경우 위의 증상이 없어도 균이 발견되면 치료를 권하고, 환자 또한 받기를 원한다.

8. 기능성 소화불량

소화불량이 몇 개월 이상 있으면서 위에 특수한 구조적 이상이 없는 경우를 말한다. 비궤양성 소화불량이라는 용어가 기능성 소화불량과 같은 내용으로 사용되고 있다. 이와 같은 환자에서 위운동 검사를 해

보면 약 60%에서 위운동의 이상이 발견된다.

원인은 위배출이 지연되는 것, 위산에 대한 감수성, 내장 및 소장 신경의 감수성, 정신적 스트레스 등이 관여한다고 알려져 있다. 최근에 헬리코박터 파일로리 세균과 일부 관련이 있다는 보고도 있다.

우리나라에서 소화불량 환자가 많이 호소하는 증상은 식후 불쾌감이나 포만감, 상복부 팽만감, 트림, 조기 만복감, 식후 상복부 통증, 상복부 쓰림 순이다.

9. 위절제 수술 후 증후군

구강에서 저작된 음식이 위로 넘어가면 위산, 소화효소 등으로 위가 음식을 휘저어 소장에서 영양 흡수가 잘 될 수 있도록 음식을 잘게 부수어 소장으로 내려 보내진다. 이와 같이 위에서 휘젓기를 하는 과정은 약 한 시간 정도 소요되며, 위 내용물은 산성을 띠게 된다. 정상적인 위는 위와 십이지장 즉, 소장으로 연결되는 부위에 조리개 근육이 있어서 위에 있는 음식이 잘게 부숴질 때까지 소장으로 넘어가지 못하게 한다. 그러나 위절제수술 후에는 이 조리개 근육이 제거되기 때문에 구강에서 위로 넘어가는 음식이 바로 소장으로 넘어간다. 즉 소장에서 소화 흡수를 할 준비가 되어 있지 않은 산성 음식이 넘어오게 되어 여러 가지 증세가 나타난다. 우선 음식의 삼투압 차이로 설사가 오고 그 외에도 복통, 어지러움 등도 나타날 수 있다. 소장에서 영양 흡수가 잘 되지 않아 때로는 영양 흡수 장애를 일으켜 영양 결핍, 빈혈이 올 수도 있다. 소장의 알칼리성 분비물이 식도로 역류하여 알칼리성 역류성 식도염이 발생할 수도 있다.

담도

1. 담낭의 기능

담낭은 쓸개라고도 불려지는데 과일 중 배 모양과 같이 생긴 기관으로 간의 아래쪽에 붙어 있다.

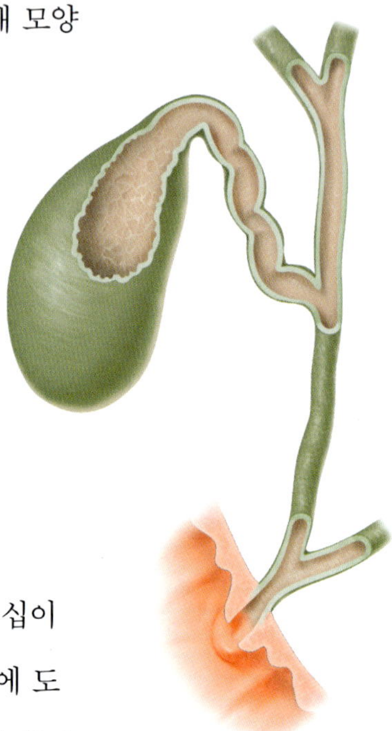

담낭은 간에서 생성된 담즙이 십이지장으로 내려가기 전의 중간 부위로 담즙을 일단 보관해 두는 곳이다. 담낭에서는 간에서 분비된 담즙을 보다 농축시켜 저장한다.

저장된 담즙은 위에서 십이지장으로 내려온 음식물 중 지방을 소화시키기 위해, 십이지장으로 내려간다. 지방 음식이 십이지장에 도달하면 십이지장의 내벽에서 장관 호르몬이 분비되어 담낭을 수축해서 담즙이 분비된다.

2. 담낭염

담낭염에는 급성과 만성이 있고 담낭염은 담석을 동반하는 경우가 많으며 담석이 없이도 발생할 수 있다.

급성 담낭염은 세균감염, 담석 등의 원인으로 담낭에 염증을 일으키면서 증상이 나타나는데 우상복부에 통증이 있으면서 고열이 있다.

대개 급성기에는 금식을 하여야 하고 치료를 받게 되면 70~80%는 1~2주 사이에 증상이 호전된다.

급성 담낭염으로 진단되면 일단 담낭 절제 수술을 받는 것이 좋은데, 이는 담낭염이 발생하면 주위에 유착이 발생하고 재발하여 수술을 받아야 하는 경우에는 유착으로 인해 수술이 어렵기 때문이다.

만성 담낭염은 담낭에 만성적으로 염증이 반복해서 오는 것인데 거의 담석을 동반한다. 만성 담낭염으로 진단되면 절제수술을 받아야 하는데 개복하지 않고 복강경을 이용하여 담낭절제 수술을 할 수도 있다. 담낭파열로 인한 복막염, 담낭농양, 담낭벽의 석회화, 십이지장과 유착으로 인한 천공 등의 합병증이 발생하는데, 이와 같은 합병증으로 병원에 오게 되는 환자도 있다.

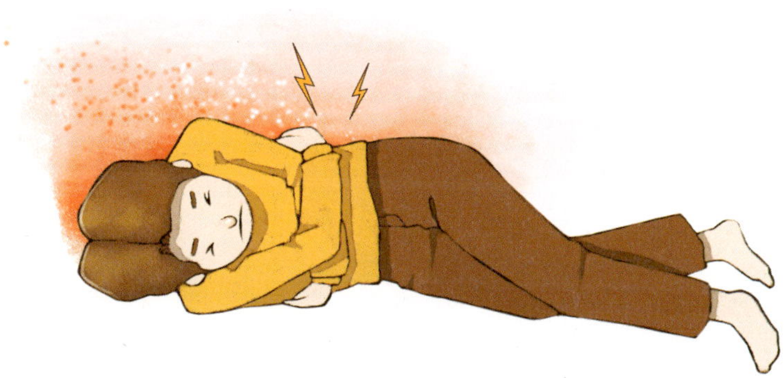

3. 담석증

어떤 원인으로 담즙의 구성 성분에 변화가 일어나 담즙의 이상 성분이 굳어진 것이 담석이고, 그 발생한 위치에 따라 담낭에 생긴 담낭담석, 담관에 생긴 담관결석이 있다. 담석의 구성 성분에 따라 콜레스테롤 담석과 색소성 담석이 있는데, 구성 성분에 의한 분류는 그 치료와 관련이 있기 때문에 그 분류에 의미가 있다.

콜레스테롤 담석은 주로 담낭에서 발생하는 담석이고, 색소성 담석은 담관에 주로 발생하는 담석인데 이것은 다시 흑색 담석과 갈색 담석으로 분류한다.

이러한 담석이 인체에서 발생하더라도 평생 증상이 없이 지내는 무증상의 담석도 있는데, 우리나라에서는 신체검사를 받은 전 인구의 약 3%에서 무증상의 담석이 발견되었다.

담석이 있어서 나타나는 증상은 우상복부, 상복부 복통이 있고, 염증으로 고열과 오한을 동반하는 경우도 있다. 근래에 증가하는 콜레스테롤 담석은 담석 용해제 약물로써 용해되기도 한다.

4. 담석이 발생하는 이유

담석의 종류는 콜레스테롤 담석과 색소성 담석으로 구분하는데 그 종류에 따라 발생하는 원인이 다르다.

콜레스테롤 담석은 국가가 서구화되면 될수록 그 발생 빈도가 높아지는데, 음식의 서구화와 관계가 있다. 즉 고칼로리 섭취 고지방식, 고단백식이 주된 원인이고 정제된 설탕의 과잉 섭취, 섬유질 섭취의 부

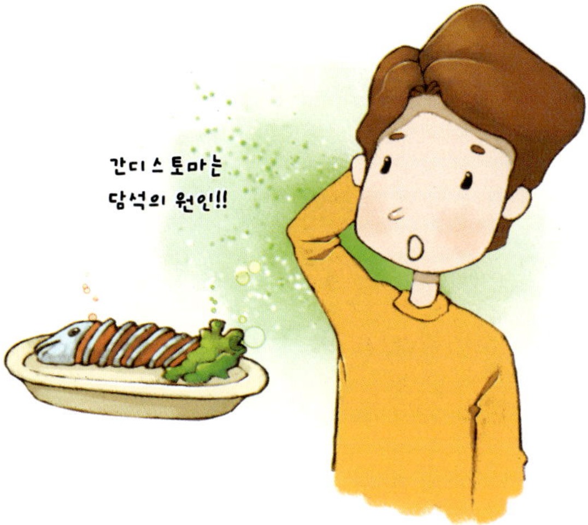

족도 원인이 된다.

색소성 담석은 다시 흑색석과 갈색석으로 분류하는데 흑색석은 만성 간질환이나, 용혈성 빈혈, 위절제 수술 후 및 당뇨병 등을 앓고 있는 환자에서 잘 생긴다.

갈색석은 담관에 주로 발생하는데 담관 내의 세균감염, 기생충(회충, 간디스토마)의 감염 시에 잘 발생한다.

갈색석을 형성하는 원인으로는 고탄수화물의 섭취, 주된 저지방식식이 등으로, 이러한 식습관을 가진 사람에게 발생 빈도가 높다.

담관의 감염은 음식을 끓여서 먹지 않는 지방에서 발생 빈도가 높은데 우리나라는 해안지방, 섬에 거주하는 사람들에게서 색소성 담석의 발생 빈도가 높다. 이것은 생선회를 많이 먹는 것이 담즙의 세균 감염과 관계가 있기 때문인 것으로 알려져 있다.

5. 담석 예방의 식이요법

담낭에 잘 발생하는 콜레스테롤 성분의 담석을 예방하기 위한 식이요법으로는 비만이 올 정도로 음식을 너무 먹지 않고, 특히 고단백, 고지방식과 정제된 설탕의 과잉 섭취를 피하는 것이 있다. 담관에 잘 생기는 색소성 담석의 예방은 음식을 익혀서 먹어, 담관에 세균의 감염이 오지 않도록 하는 것이다.

날음식에서 오는 회충이나, 민물고기에서 오는 간디스토마 등의 기생충 감염을 예방해야 한다. 지방은 적당량 섭취하고 탄수화물은 너무 많이 섭취하지 않는 것이 좋다. 장기간 우유를 많이 마시는 환자 중에서 콜레스테롤성 담석이 발생하는 빈도가 높은 것을 볼 수 있다.

6. 간디스토마증

간디스토마는 민물고기를 날로 먹을 때 장내로 들어간 후 이동하여 담관내에서 기생한다. 우상복부에 통증을 호소하는 환자에게서 다른 특별한 원인이 없을 때는 간디스토마증을 한번 의심해 보아야 한다. 디스토마 수가 많으면 담관의 폐색을 일으켜 폐색성 황달을 일으키고 간염 및 간경변증도 발생할 수 있다.

간디스토마가 담관에서 오랜 기간 기생하게 되면 담관암도 발생할 수 있다.

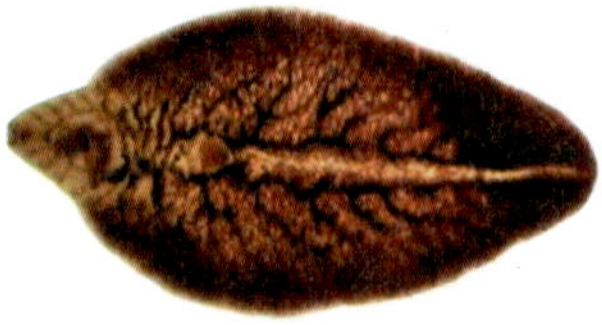

7. 담낭 용종증

담낭 용종이란 담낭(쓸개)의 안쪽 벽에서 담낭 안으로 돌출된 다양한 형태의 점막 융기(두꺼워진 것)를 말한다. 최근 건강검진을 하다보면 초음파 검사상 담낭 용종이라는 것이 발견되어서 암이 아닌가 하고 병원을 방문하는 경우가 자주 있다. 그 자체로는 대부분 큰 문제를 일으키지 않으며, 용종의 크기가 커지는 경우에는 암으로 변하거나 암일 가능성이 높아진다. 대개의 경우는 발견 당시 작은 용종인 경우가 많으며, 시간이 지나도 커지지 않는 경우도 있기 때문에 일단은 시간을 두고 초음파 검사 등으로 경과를 지켜보게 된다.

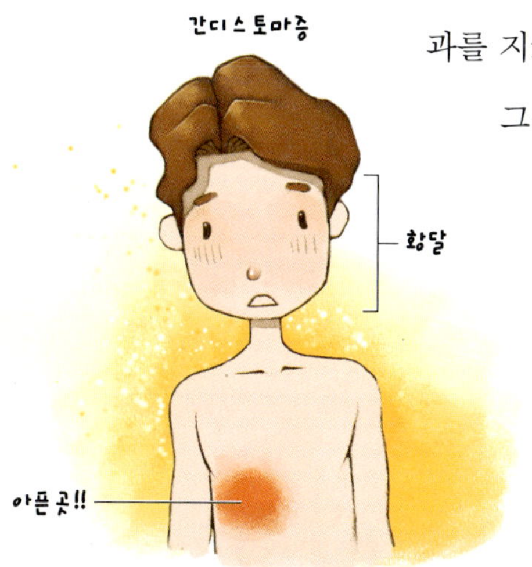

그러나, 담낭 용종의 크기가 직경 10 mm 이상인 경우 악성일 가능성이 높으며 암이라고 해도 조기암인 경우 수술로 완치될 수 있으므로 이 경우에는 수술을 하는 것이 원칙이다.

발생 빈도는 성인의 약 3~7% 정도로 보고되나 실제로는 더 많을 것으로 생각된다. 남성보다는 여성에서 2배 정도로 많으며, 40대에서 높은 발병률을 보인다. 대부분의 담낭 용종은 증상이 없으며 우연히 발견되는 것이 보통이다. 그러나 드물게 명치끝이나 우상복부에 통증을 호소하는 경우도 있다.

용종을 이루는 성분에 따라서 콜레스테롤 용종, 과형성 또는 염증성 용종, 선종성 용종 그리고 선암 등으로 나눈다.

콜레스테롤 용종이 빈도상 가장 많고 대개 10 mm 미만의 작은 크기를 가지며 여러 개로 나타나면서 용종에 목이 달려있는 경우(유경성)가 많다. 염증성 용종은 대개 하나만 있는 경우가 많고(50%) 크기는 5~10 mm 정도이며, 선종성 용종은 전형적으로 단일성이며(60~70%) 유경성이고 5~20 mm 정도의 크기이다.

용종의 크기가 10 mm 미만인 경우에는 대부분이 콜레스테롤 용종 또는 선종성 용종이고 암은 거의 없으며 15 mm 이상인 경우에는 콜레스테롤 용종(21.1%), 선종성 용종(26.3%), 그리고 암(42.1%) 등의 빈도로 나타난다.

10 mm 이상의 담낭 용종은 수술로 담낭 전체를 제거하는 것을 치료의 원칙으로 하고, 10 mm 미만인 경우는 주기적인 추적 관찰을 한다. 그러나, 용종의 크기가 10 mm 미만이라 하더라도 담석이 동반되어 있거나, 증상(담낭염, 복통 등)이 있는 경우는 제거하는 것이 좋은 것으로 되어 있다.

수술을 하더라도 보통은 복강경을 이용해서 개복을 하지 않고 수술을 하기 때문에 3~4일이면 퇴원할 수 있다.

8. 담도암

담도암은 담관에 발생하는 암으로 담관 폐쇄의 중요한 원인 중의 하나로 대부분 황달을 일으키게 된다.

담도암이 왜 생기는지 아직 원인은 명확하지 않다. 다만 담도계의 만성 염증, 담즙 정체, 염증성 대장질환, 간기생충 등이 연관이 있을 것으로 추정하고 있다.

황달이나 체중 감소, 식욕부진, 오심이나 구토 등의 증상을 보일 수 있으며 보통 통증은 명치 부위나 등에서 생기는데 아주 경하거나 못 느끼는 경우도 종종 있다.

확실한 진단은 조직 검사로 알 수 있으나 상복부 초음파, 복부 CT 및 복부 MRI 등으로 진단에 도움을 얻을 수 있다.

유일한 완치 개념의 치료는 수술이며 종양을 제거하고 다른 장으로 담즙을 배출시키는 처치를 한다. 그러나 실제 성공적으로 종양을 제거할 수 있는 경우는 20~40% 정도로 예후는 다른 암에 비해 불량한 편이다. 방사선 치료나 항암 치료는 크게 도움이 되지 않는 것으로 되어 있다.

췌장

1. 췌장의 기능

췌장은 후복벽에 위치하고 있는 장기로 임상적으로 조기에 암을 발견하기 힘든, 비교적 진단적 접근이 어려운 장기이다.

췌장은 크게 두 가지의 기능을 가지고 있다. 첫째는 혈중의 당을 조절하는 인슐린 등 내분비 호르몬을 분비하는 내분비 기능과, 둘째는 음식 내의 단백질, 지방, 탄수화물을 소화시키는 소화효소를 분비하는 외분비 기능이 있다.

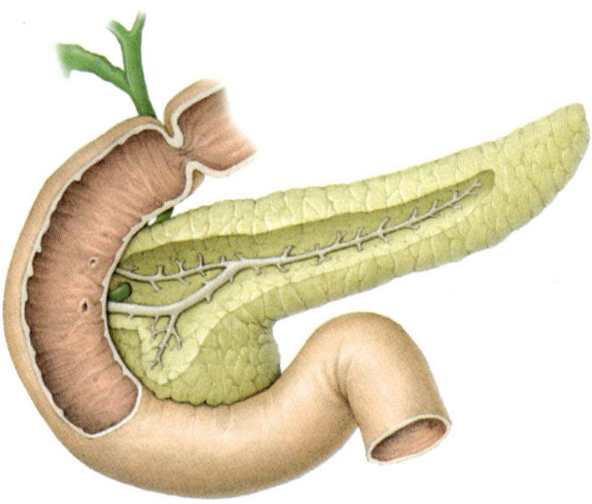

췌장은 췌장액을 하루에 0.5~1리터씩 분비하는데 알칼리성이고 위에서 내려온 강한 산을 중화시키고 전해질이 함유되어 있다.

2. 급성 췌장염

급성 췌장염의 원인은 만성적인 알코올 섭취, 담석과 같은 담관의 질환, 약물의 원인, 그 외 여러 종류의 원인이 있다. 그중에서 만성적인 알코올 섭취와 담석을 동반한 담관질병이 가장 흔한 급성 췌장염의 원인이다. 상복부의 심한 통증으로 대개 응급실을 찾게 된다.

치료는, 금식을 해야 하고 대개 1~2주 사이에 호전되지만 가끔 가성 낭종 같은 합병증이 발생하여 치료가 지연되는 환자도 있다. 담석증을 앓고 있는 환자가 왼쪽 복통이 있으면서 왼쪽 허리 부위로 통증을 동반할 때는 췌장염이 동반된 것을 의심하게 된다. 담석증을 가지고 있는 환자가 가끔 췌장염을 동반하는 경우도 있다.

3. 만성 췌장염

급성 췌장염이 반복되면 만성으로 되는데 췌장조직이 거의 손상된 상태이다.

증상은 지속적인 복통이나 영양흡수장애로 영양결핍이 되어 전신적 쇠약상태가 된다. 췌관에 결석이 생기고 췌관의 폐색으로 췌장액의 배출장애가 발생하고, 지속적으로 복통이 나타난다. 심한 복통으로 진통제를 일반적으로 많이 사용하게 되는데, 초기에는 비마약성 진통제를 사용하다가 점차적으로 마약을 사용하게 되어 마약에 중독된 만성 췌장염 환자를 가끔 볼 수 있다.

통증을 해결할 목적으로 내시경으로 췌관 결석 제거 및 췌관 배액술을 시행하여 효과를 보기도 하고, 수술을 하는 경우도 있다.

4. 췌장암

췌장은 후복벽에 위치하여 조기 암의 진단이 어렵고 비교적 예후가 나쁘다. 50세 이상의 남자에서 많이 발생하지만 여자에서도 발생한다.

췌장암으로 인한 증상은 인접해 있는 장기에서 오는 증상과 구별이 잘 안 되어, 즉 췌장암으로 인한 특징적인 증상이 없기 때문에 초기에는 다른 병으로 오진되어 진단이 늦어지는 경우가 많다. 소화성궤양, 간담관질환, 만성 췌장염으로 오는 증상과 비슷하여 검사를 한 후에야 이들과 구별이 가능할 정도로 초기에는 진단이 어렵다.

췌장암으로 진단되는 시점으로부터 약 2개월 전에 일반적으로 증상이 나타나는데, 왼쪽 상복부에 통증이 있고, 이 통증은 왼쪽 허리부분으로 방사된다.

체중이 감소되고 황달이 나타날 수도 있다. 음식 중에는 육류로 된 고기 음식의 맛이 없어지고 입에서 쓴맛이 난다. 영양 흡수 장애가 나타나 대변에 지방이 많은 변을 보게 된다.

췌장암의 발생은 흡연이 제일 중요한 위험 인자인데, 하루에 한 갑 이상 흡연하는 사람이 위험군이다. 그 외 과음과 당뇨병을 5년 이상 앓은 사람도 위험군이다. 정기적 신검으로 조기에 발견하여 수술하는 것이 최선의 방법이다. 예방책으로 흡연을 하지 않아야 하고, 술을 과음

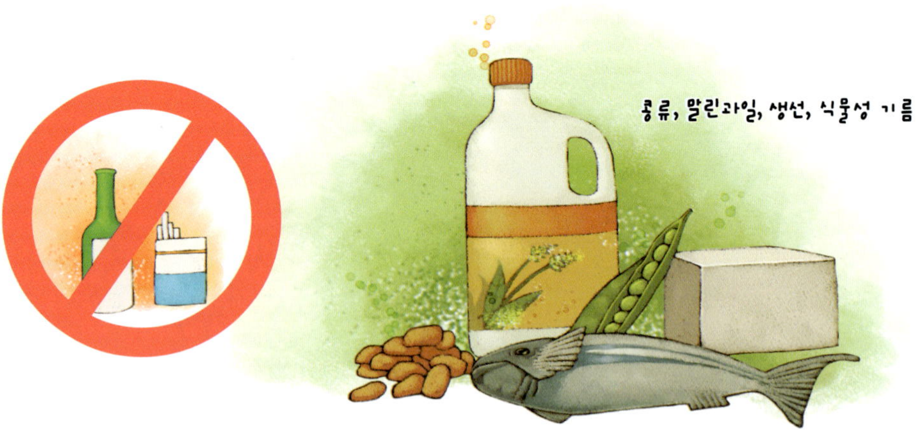

하지 않아야 한다.

음식 중에 육류 및 지방식을 줄여야 하고, 식물성 단백질로 콩 종류(대두, 완두, 강낭콩), 말린 과일류 등이 이 암을 예방하며 생선 종류와 식물성 기름, 올리브 기름 등도 예방 식품이다.

5. 유전성 췌장염

드문 질환으로 젊은 나이층에 발생하며 만성 췌장염과 그 양상이 비슷하다. 가계에 이런 환자가 있을 때 이 질환을 의심하게 된다. 대개 심한 복통이 반복해서 나타나고, 보통 수일에서 수 주간 지속된다. 흔히 당뇨병이 발생하고 췌장에 석회화가 발생되면서 지방변을 본다. 이 질환에서 췌장암의 발생 위험도가 높다.

6. 췌낭종

최근에 복부 진단에 초음파를 많이 이용한 후로 무증상의 췌장 낭종이 발견되는 환자가 많다. 췌장에 발생하는 낭종은 급성 췌장염 후에도 발생할 수도 있으며, 대체적으로 양성인 낭종인 경우가 대부분이다. 그러나 가끔 악성 낭종도 발생하므로 일단 초음파로 발견이 되면 CT 검사, 세포진 검사 등으로 악 · 양성을 구별하여야 한다. 양성 낭종인 경우에 특별한 증상이 없으면 초음파 검사를 주기적으로 관찰하면 된다.

소장

1. 소장의 기능

위에서 잘게 부스러진 음식이 죽처럼 되면 십이지장으로 내려간다. 십이지장에서는 췌장액, 담즙 등이 분비되어 음식물을 소화시킨다. 소장 벽은 인체가 필요로 하는 각종 영양소를 흡수하는 것이 주된 기능이다.

2. 소장에 발생하는 질환

소장의 질병으로 나타나는 증상은 장운동 장애, 복통 및 팽만, 출혈, 흡수장애 등이 있다. 소장에 이상이 있을 때는 설사도 흔히 나타난다. 소장에 양성 종양은 발생하나 악성 종양은 드물다. 양성 종양으로 인해 장폐색증이나 출혈이 발생하는 경우가 있다.

방사선요법에 의한 장염, 장결핵 등으로 소장에 만성적으로 염증이 발생하면 장폐색증이 생길 수도 있으며 이런 경우에는 수술을 요한다.

3. 흡수장애 증후군

영양소와 미네랄이 소장의 이상으로 체내로 흡수가 되지 않아 여러 가지 신체적 이상이 나타나는 것이다. 지방의 흡수가 안 되면 대변의 양이 많고, 기름이 많으며 냄새가 고약하게 나고 변이 물에 뜨는데 변기의 수세로 잘 내려가지 않는다. 흡수장애를 일으키는 질병은 여러 가지로, 만성 췌장염, 위 수술 후, 간질환, 소장의 수술 후, 그 외 소장에 오는 여러 질환들이다.

대장

1. 대장의 기능

소장에서 흡수되고 남은 음식의 찌꺼기가 대장으로 내려오게 되면, 이들로부터 수분과 전해질 일부를 재흡수한다. 대변의 75%가 수분이고 나머지는 흡수되지 않은 음식과 세균이다.

대장점막은 점액을 분비하는 세포가 풍부하여 점액을 많이 분비해서 대변이 잘 내려가게 하고, 점막을 세균의 침범으로부터 보호하는 역할도 한다.

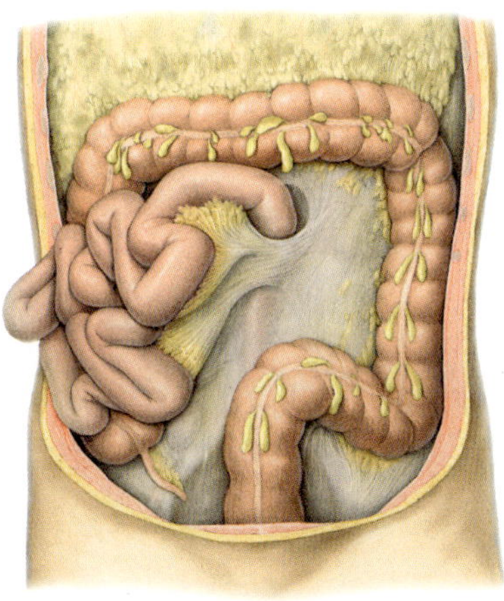

또한 대변을 형성하여 보관했다가 항문으로 배출하는 기능을 한다. 대장 점막의 세균 감염이나 염증이 발생하면 대장으로부터 액체나 전해질 분비를 증가시키고, 흡수에 장애를 초래하여 설사와 탈수를 일으키게 된다.

2. 대장염

나타나는 증상에 따라 급성과 만성으로 나누어진다. 급성으로 나타나는 대장염은 음식, 세균, 약물 및 어떤 질병을 앓고 있을 때 설사와 하복부 통증의 증상이 나타나는 것이다.

이때 설사의 모양이나 변을 검사하여 백혈구 유무로 세균 감염이 원인이 되었는지 진단하는데, 이는 치료 방향 설정에도 중요한 지표가 된다. 이질 등 세균에 의한 감염성 설사인 경우에는 점액, 농, 혈액이 묻은 설사변이 나온다. 식중독, 약물 등에 의한 설사는 대변 검사에 백혈구가 없고, 설사변에 점액, 혈액, 농 등이 없이 심한 설사를 하는 것이 일반적이다.

만성으로 오는 대장염은 결핵, 아메바, 만성 염증성 장질환, 베첏씨병 등의 원인이 대부분이다. 만성 장염인 경우에는 대개가 설사가 심하지 않으면서 혈변, 점액 등의 무른 변을 보면서 전신쇠약, 체중 감소, 복통을 동반한다.

3. 염증성 장질환

장관을 침범하는 원인 모르는 만성 염증성 질환들을 모두 만성 염증성 장질환이라고 한다. 크게 두 가지로 분류하는데 궤양성 대장염과 크론씨병이다.

구강내 점막, 식도, 위, 십이지장 등 소장 등에도 병이 올 수 있으며, 주로 대장에 발병한다. 원인은 세균감염, 정신적, 면역기능 이상 등으로 추측하고 있으나 확실한 것은 아직 알려지지 않았다. 궤양성 대장염의 주 증상은 피가 섞인 설사와 복통이 나고, 심한 경우에는 열이 나며 체중이 감소한다. 직장을 주로 침범하는 경우에는 점액과 혈액이 섞인 묽은 변이 나오고 대변이 자주 보고 싶어진다. 대장 이외 전신적인 증상이 올 수 있는데, 관절염, 피부 변화, 간질환 등이 나타날 수 있다. 궤양성 대장염의 임상 경과는 다양한데 처음 발병한 후 일 년 내에 많은 환자에서 재발한다. 증상이 심하게 나타나면 염증이 더 심하고 대장을 침범하는 범위도 더 악화된 것을 반영한다. 환자 중 약 85%는 병원에 입원을 요하지 않을 중등도 정도로 치료를 요한다. 그러나 약 15%는 전 대장을 침범하고 심한 혈변을 보는 설사, 전신증상으로 입원치료를 요하고 대장이 확장되어 천공이 발생하기도 한다.

크론씨병의 주증상은 발열, 복통, 흔히 혈액이 없는 설사, 전신피로감과 체중 감소 등이다. 대장을 침범하는 경우는 설사와 복통이 주 증상이다. 크론씨병이 직장을 잘 침범하지 않는 것이 궤양성 대장염과 구별되는 점이다. 그러나 항문 주위에 심한 합병증으로 누공, 열상, 항문 주위의 농양 등이 발생할 수 있다. 소장에 침범하는 경우도 있어서 환자의 약 20~30%가 장폐색을 일으킨다.

진단은 모두 내시경 검사와 X-선 촬영으로 한다. 치료의 원칙은 두 질환 모두 같다. 내과적 치료를 주로 하는데, 합병증이 발생하기도 하고, 내과적 치료에도 반응이 없을 때는 수술을 고려하여야 한다.

궤양성 대장염은 오래 경과하는 경우에 대장암의 발생 위험이 있으므로 정기적으로 이에 대한 검사를 받아야 한다.

베쳇씨병도 염증성 질환의 일종인데 소화기계에 발생하는 궤양성 질환으로 복통, 설사, 혈변, 복부종류, 누관형성이 특징이다. 동양인에서 많이 발생하고 원인은 미상이며 자가면역성 질환으로도 의심하고 있다. 구강내에 궤양이 동시에 발생할 수도 있다. 임상적으로는 크론씨병과 비슷하다. 치료는 내과적 치료를 하며 염증성 장질환의 일반적인 치료와 비슷하며 만성질환으로 일반적으로 장기간 치료를 요한다.

4. 과민성 대장증후군

과만성 대장증후군은 소화기내과 진찰실에 찾아오는 환자의 수가 가장 많은 증세의 하나로, 생명을 위협하는 질환은 아니지만 사람을 괴롭히는 질환의 하나이다.

세 가지 유형으로 나눌 수 있는데 첫째는 만성적인 복통과 변비가 있다. 둘째는 만성적으로 가끔 설사를 하면서 복통은 거의 없는 것이다. 셋째는 변비와 설사가 번갈아 나타나는 형이다.

일반적으로 만성으로 증상이 나타나는데, 가끔 복통이 있고 변비가 있으면서 대변이 굳게 나오든지 또는 무른 설사가 나오면서 대변을 참기 어렵고, 대변을 보고 난 후에도 남은 것 같은 느낌이 들며, 배가 부르고 방귀가 많이 나온다.

장의 운동 이상과 장신경 과민이 주원인이다. 신경정신장애로 우울증, 히스테리, 강박관념 등이 있는 사람에게 잘 오며 정신적인 스트레스도 관계가 많다. 치료로 증상은 호전되지만 재발이 잘 된다. 그러나 대장암이나 만성 대장염과 같은 심각한 병으로 진행되지 않으므로 예후는 걱정할 필요가 없다.

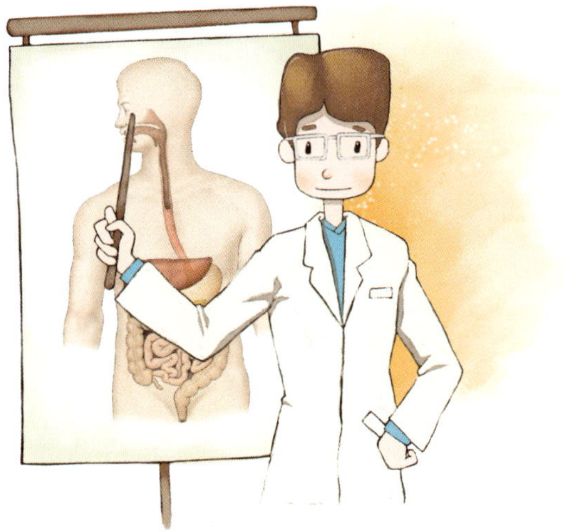

5. 대장암

근래에 우리나라도 식생활이 서구화되면서 대장암 환자가 증가하고 있다.

서구식 음식은 육류와 지방이 많고 잘게 부수어 찢어 놓은 정연된 음식이 많아 대장을 잘 통과하지 않고 오래 머물게 된다. 육류를 많이 섭취하면 지방이 많아져서 대장의 흡기성 세균이 증가하여 담즙산을 발암 물질로 전환시킨다. 음식 내의 섬유질은 대변이 대장을 통과하는 시간을 줄여주는 역할을 하는데, 섬유질 음식을 많이 섭취하면 대변 양도 많아지고 암을 예방한다. 40세 이후에 대장암의 발생률이 높으며 만성 대장염, 대장 용종 등이 암 발생 위험군이고 가족력이 있는 가계에서 잘 발생한다. 대장암의 증상으로 대변에 피가 섞여 나올 수 있고, 변을 자주 보고 싶고, 대변을 보는 습관이 바뀔 수 있다. 대변의 굵기가 가늘어지며 빈혈의 원인을 찾으려고 가끔 진찰 받으러 오는 환자도 있다. 대장암이 발생하는 또 다른 위험 요인은 음식 내 칼슘 섭취가 부족할 때인데 칼슘이 대장 내에서 발암성 물질을 약화시키기 때문이다.

최근에 아스피린이 대장암을 예방한다는 보고가 많아 소아용 아스피린(100 mg 정)을 하루에 한 알씩 복용하는 것도 좋다. 예방을 위한 검진 방법은 40대가 되면 항문 수지 진찰, 50대가 되면 해마다 대변 잠혈반응 검사를 받는 것이 좋다. 대장 내시경은 3~5년에 한 번씩 받아 보는 것이 좋다. 음식은 육류섭취를 너무 많이 하지 말고 섬유질 음식을 많이 섭취하는 것이 좋다. 섬유질이 많은 야채는 대장암의 발생을 예방한다.

6. 만성 변비

만성적으로 변비가 있는 사람은 변을 배출하는 데 관여하는 신경 자극이 습관적으로 무시되어 있다. 대변의 배출 시작이 안 되고 항문에 많은 양의 마른 대변이 차 있는 것이다. 이는 어린 아이 때 변을 보는 변기 훈련이 잘못되었든지, 나이 많은 사람에게서는 사회 적응의 실패, 낯선 환경, 불편한 변기, 침대에 오래 누워 있어야 하는 병을 가진 사람에게서 잘 온다. 여자에게 많으며 늦은 사춘기나 성년의 초기에 잘 나타난다.

항문이 대변으로 차면서 지속적인 항문 팽창이 있으면서도 환자는 그것을 점점 인지를 못하게 된다. 대변을 보는 것이 점차 힘들어지고 통증을 동반하는 치질이나 항문 열상이 나타난다. 이런 것들을 피하기 위해서 환자는 관장과 완화제를 만성적으로 사용하게 되고, 시간이 지나면 이런 것들로 대변을 보는 것조차도 불가능하게 된다. 이유는 관장을 자주 하면 대장 벽에 있는 신경이 파괴되어 근육의 힘이 더 없어지기 때문이다. 완화제 중에는 장기간 복용하면 간장염을 일으키는 것이 있으므로 장기간 사용하지 않아야 한다.

치료는 매일 일정한 시간에 화장실에 가는 훈련을 오랫동안 하는 것이다. 아침 식후에 화장실에 가는 것이 좋고 화장실에 가기 전에 빨리 걷는 것과 같은 운동을 하고 변기에 앉는 것이 도움이 된다. 식사로 섬유질이 많이 함유된 음식, 녹색의 야채, 밀 껍질이나 현미 등을 많이 섭취한다. 젊은 여성들 중에는 패스트푸드 식품을 주식으로 먹는 사람들이 변비로 고생하는데 우리나라 고유의 음식은 섬유질이 많아 변비에 좋다.

20대의 젊은 여성들이 변비 때문에 장세척에 대해 많은 문의를 해오는데 습관성 변비에 장세척은 일시적인 효과를 가져올 뿐이지 영구적으로 근본적인 치료는 아니다.

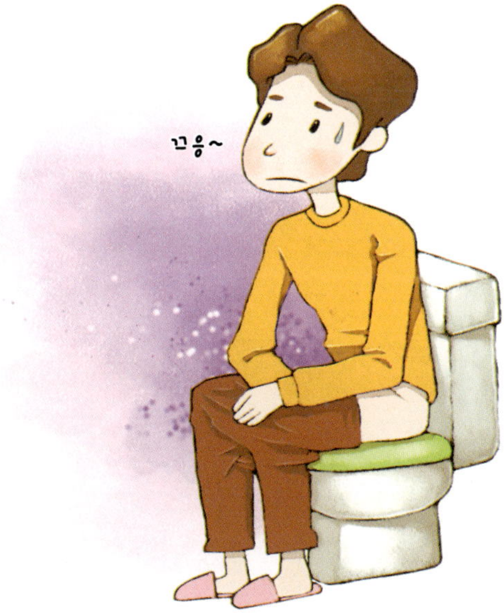

7. 만성 맹장염

소장(작은창자)이 끝나는 부분은 배의 오른쪽 아래 부분이다. 그 다음부터가 대장(큰창자)이다. 대장이 시작하는 곳의 아랫쪽으로는 맹장(盲腸)이 있고 위로는 상행결장(上行結腸)이 연결된다. 맹장이나 상행결장 모두 대장의 일부분이다. 더 아래로 내려가면 맹장의 끝부분에 연필 굵기, 손가락 길이(5~10 cm) 정도인 충수가 붙어 있다. 일반인들은 예전부터 충수를 맹장이라고 잘못 알고 있다. 급성 충수염을 그냥 맹장염이라고들 부른다. 환자들이 잘못 알고 있기 때문에 그 환자들에게 맞추어서 쉽게 말하려고 의사 또한 맹장염이라는 잘못된 이름을 쓰고 있다. 우리가 흔히 '맹장염(盲腸炎)'이라고 잘못 부르는 것이 바로 이 급성 충수염이다. 짧은 시간에 급성으로 충수(蟲垂)에 염증(炎)이 생기는 것을 말한다.

맹장염의 증상으로는 우측 하복부의 통증이 대표적이다. 그러나 우측 옆구리나 등 뒤쪽이 아픈 경우도 있다. 또 오른쪽 다리를 펴지 못할 정도의 극심한 통증이 나타나지는 않고 약간 아픈 경우도 있어 숙련된 의사가 아니고서는 판단하기 어려운 경우도 있다. 환자의 증상과 그 변화를 알면 진단에 도움이 된다. 얼마 전부터는 초음파 검사가 급성 충수염의 진단에 많이 이용되고 있다. 반면에 미국에서는 전산화 단층 촬영(CT)을 하는 경향이 있다. 두 검사 사이에 정확도의 차이가 있는 것 같지는 않고 손끝으로 만져봐서 애매한 경우에는 둘 다 도움이 될 수 있다. 진단이 되었을 때는 바로 수술을 해야 한다. 대부분의 경우에 수술하는 데 큰 무리는 없다. 반면에 염증이 심해져 충수가 터져서 고름이 퍼지면 복막염이 되기 때문에 수술도 어렵고 수술 중 사망률도 약간 더 높고 나중에 후유증이 남을 수도 있다.

간혹 만성 맹장염으로 찾아오는 환자도 있다. 일반적으로 의학적인 의미에서의 만성 맹장염(만성적인 충수염)은 대부분 과거 급성 맹장염을 앓았을 때 항생제를 장기간 복용했거나 가벼운 맹장염에 걸렸던 사람에게 잘 발생한다. 만성 맹장염에 대한 특별한 진단법은 없으나 대장조영술로 사진을 찍어 확인할 수 있다.

급하게 수술을 해야할 병 중에서 흔한 것이 이 충수염이기 때문에 가급적 빨리 진단을 내려야 한다. 충수염이 아닌 사람을 수술하여 생기는 손해보다 충수염인 사람을 수술하지 않음으로써 생기는 위험(심한 복막염으로 목숨을 잃게 되는 것)이 훨씬 심각하기 때문에 언제든지 충수염이 의심되면 수술을 하는 것이 좋다.

또한, 오른편 아랫배 즉 맹장 자리가 아파서 맹장염으로 진단받고 수술을 한 후에도 배가 아프다고 호소하는 사람들을 종종 보게 된다. 그 원인은 정체된 분변에서 생긴 독소가 복막과 장간막으로 퍼져서 장간막염을 일으키기 때문일 수 있다.

흔히 일반인들이 말하는 만성 맹장염은 이러한 장간막염인 경우가 많으며 장폐색증처럼 장의 팽만과 가벼운 통증이 있을 수 있다.

3장 영양

1. 주사용 영양제에는 어떤 종류가 있나?

주사제로 되어 있는 영양제에는 3대 영양소인 탄수화물인 포도당, 체내에서 단백질로 전환하는 아미노산, 지방인 리피드 제제가 있다. 일반적으로 알려진 주사 영양제는 포도당과 아미노산 제제가 흔히 사용된다. 어떤 원인으로 음식을 잘 먹지 못하여 열량을 보충하려고 할 때에는 영양제로 포도당 주사를 맞으면 된다. 인체가 일일 필요한 열량의 60%가 탄수화물이기 때문이다. 그 외의 영양 주사제 즉 아미노산 재제나 리피드 제제는 인체 요구량에 대한 영양 평가를 받고 필요하면 주사하는 것이 바람직하다. 종합 비타민, 비타민 B 복합제, 비타민 C 주사제가 있는데 의사의 처방으로 필요한 양을 주사한다. 미세 영양소(micronutrient)인 철(Fe)과 망간(Mg) 같은 미량 원소(trace element)나, 칼륨(K)이나 나트륨(Na) 같은 전해질 등이 영양 주사제에 함유되어 있는 것도 있는데 필요한 양만큼 의사의 처방에 의해 주사한다.

어떤 질병으로 인해 영양 결핍증(malabsorption syndrome)이 있는 환자는 영양 평가 후 정맥으로 주사하는 3-챔버 영양 수액을 맞는다. 이 영양 수액은 3대 영양소(탄수화물, 단백질, 리피드)가 필요한 양만큼 하나의 용기로 된 백(bag)에 총 영양이 혼합된(total nutrition admixure, TNA) 영양제이다. 이 영양제는 고농도의 삼투압으로 정맥혈관이 손상받기 쉬우므로 주로 중심 정맥으로 주사한다.

이 혼합된 영양제에 비타민, 전해질, 미량 원소가 추가된 것을 소위 '경정맥 총 영양공급(total parenteral nutrition)'이라고 한다. 그 외에 3대 영양소 중 탄수화물과 아미노산 두 영양소가 한 용기에 함유된, 즉 '2 in 1 bag'으로 된 영양 주사가 있다. 이 영양제에도 전해질, 미량 원소를 추가하여 주사할 수 있다. 이와 같이 주사 영양제는 3대 영양소

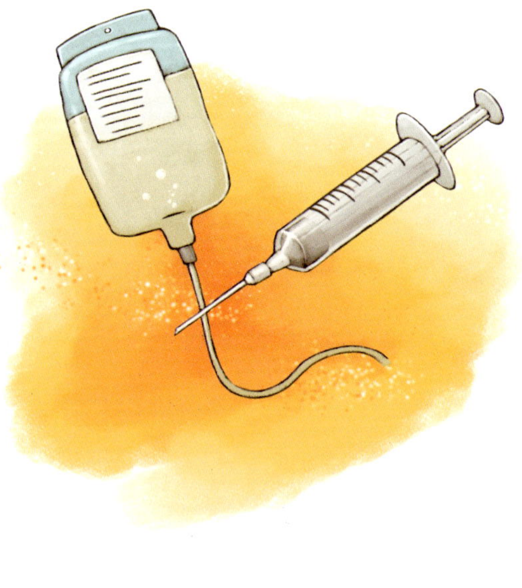

(macronutrient)와 2대 미세 영양소(micronutrient)를 인체가 필요로 하는 만큼의 양을 영양 평가한 후 주사할 수 있다.

2. 경구용 영양제는 어떤 종류가 있나?

경구용 영양제로 비타민, 비타민 B 복합제, 비타민 C, 지방(오메가 3, 6), 칼슘(Ca), 미량 원소(철, 망간), 전해질 제제 등이 있다. 종합 비타민에는 인체 내에서 생성되는 비타민이 있고 생성되지 않는 비타민이 있다. 편식을 하거나 음식을 고루 섭취하지 않는 경우는 비타민 결핍이 올 수 있으므로 하루 1회의 종합 비타민 복용이 바람직하다. 골다공증 예방 목적으로 칼슘제를 과다 섭취하면 요로 결석이 발생할 수 있으므로 주의를 요한다. 망간(Mg), 철(Fe) 등 미량 원소가 함유된 경구 영양제도 있는데 이러한 미량 원소는 혈중 농도를 측정 한 후 부족한 양을 보충하여야 한다. 칼륨(K), 나트륨(Na) 등의 전해질은 영양소는 아니지만 체내에서 부족하면 신체 이상을 일으킬 수 있어 경구적 영양제에 함유된 것이 있다. 미량 원소(trace element)나 전해질(electrolyte)이 함유된 영양제는 혈중량을 측정한 후 부족한 경우 그것들이 함유된 영양제를 선택하여 복용하는 것이 바람직하다.

3. 입으로 음식을 섭취하지 못하는 환자의 영양 공급은 어떻게 하여야 하나?

인체에 대한 영양 공급은 주사보다 입으로 섭취하여 공급하는 것이 가장 효과적이다. 그러나 위장관 수술, 뇌 손상 및 술 후 의식이 없어 입으로 먹지 못하는 경우, 구강이나 식도 수술로 음식을 삼키지 못하는 환자는 입으로 영양 섭취가 불가능하다. 이러한 경우 위나 공장의 복벽에서 영양 공급관(feeding tube)을 삽입하여 밖에서 위와 공장 내로 필요한 만큼 직접 영양 공급관을 통하여 영양을 공급할 수 있다. 가능한 한 이와 같이 위 장관을 통해서 영양을 공급해 주는 것이 좋은데 때로는 위장관을 통한 영양 공급이 불가능한 환자가 있다. 이런 경우에는 정맥 혈관을 통한 주사로 '경정맥 영양공급' 방법으로 필요한 열량만큼 인체에 영양 공급을 할 수 있다. 위장관 수술 후 입으로 영양 공급을 받을 수 없는 경우, 평생 '경정맥 영양 공급(TPN)'을 받고 살아가는 환자도 있다. 의학계에서는 이를 '가정 경정맥 영양 공급(home TPN)'이라고 한다. 그 사람에게 필요한 만큼 영양이 함유된 수액 영양제를 병원에서 처방하여 주로 야간에 잠자는 동안 중심 정맥을 통해 공급한다.

4. 음식을 어떻게 먹어야 하나?

인체가 필요로 하는 영양소는 크게 6종류가 있다. 탄수화물, 단백질, 지방, 비타민, 전해질, 미량원소이다. 영양소의 1일 요구량의 비율은 탄수화물 60%, 지방 25%, 단백질 15%이다. 이들 3대 영양소는 위와 같은 비율로 해당되는 여러 가지 음식을 선택하여 섭취하면 된다. 편식을 하면 이와 같은 3대 영양소의 비율이 깨어진다. 예를 들면, 밥을 잘 먹지 않고 육식을 주로 하면서 편식을 한다고 하면 탄수화물보다 단백질의 섭취 비율이 높아진다. 또 편식이 좋지 않은 이유는 일정한 영양소를 섭취하지 않으면 해당되는 영양소의 결핍증은 물론이고, 비타민, 전해질, 미량원소도 결핍되어 그로 인한 질환이 발생할 수 있기 때문이다. 위와 같이 3대 영양소의 균형에 맞는 비율로 음식을 섭취하고 편식하지 않는 것이 좋다.

5. 섬유질이 많은 음식을 권하는 이유는

섬유질이 많은 음식이 대장암을 예방한다고 알려져 있다. 대장암은 대부분이 대장용종으로부터 발생하는데 섬유질 음식은 대장용종의 발생을 예방한다. 섬유질 음식은 대변의 부피를 증가시키고 음식의 장 통과 시간을 단축시켜서 발암 물질이 대장에 머무르는 시간을 단축시키는 효과도 있다. 장에서 콜레스테롤 흡수를 지연시켜서 혈청 콜레스테롤 수치를 저하시킨다. 섬유질은 유방암과 전립선암의 예방효과도 가지고 있다. 섬유질은 음식내의 여성 및 남성 호르몬과 같은 성질의 암 유발 인자를 흡수하여 변과 같이 배출시켜서 불활성화시키는 효과도 있다.

6. 일반적인 식사 지침은?

사람은 누구나 건강하게 오래 살기를 원한다. 건강 증진과 질병 예방에 있어 적합한 식사와 좋은 영양의 유지는 대단히 중요하다. 사람의 건강을 유지해 주는 첫째 조건은 적절한 식사를 하는 것이다. 개인의 신체적 조건, 활동량, 주변 환경에서 쉽게 구할 수 있는 식품의 종류, 어떻게 먹는 것이 잘 먹는 것인지에 대한 올바른 지식 등이 합쳐져서 적절한 식사가 구성된다. 또한 좋은 영양을 유지하기 위해서는 좋은 식습관을 가져야 한다. 식습관은 각 가정의 경제 수준과 전통적인 관습, 교육 수준, 정서적 환경, 사회 관습 등에 따른 식품 섭취 상황에 의해 형성된다. 요즈음 성인병은 식원병이라고 불리기도 한다. 식원병은 식생활의 내용이 잘못되어 그것이 원인이 되어 생기는 병이라는 뜻이다. 식생활은 인간의 생명을 유지하고 건강을 지키는 데 가장 기본이 되므로 식생활과 건강의 중요성을 아무리 강조해도 지나침이 없다.

① 여러 가지 식품을 골고루 먹자.

다양한 식품을 선택하여 먹음으로써 체내에서의 역할이 다른 여러 영양소가 균형을 이루어 과부족되는 일이 없도록 한다. 비타민, 무기질이 많은 채소, 과일 및 해조류를 충분히 먹고 우리나라 국민들에게 부족하기 쉬운 칼슘과 리보플라빈(비타민 B_2)을 많이 함유한 우유, 또는 우유가공 식품을 먹는다. 지방의 섭취는 전 섭취 열량의 20% 정도로 하는 것이 좋다.

② 정상 체중을 유지할 수 있도록 알맞게 먹자.

적절한 열량 섭취와 알맞은 활동으로 섭취 열량과 소비 열량의 균형을 이루어 정상 체중을 유지한다. 어릴 때의 너무 과다한 열량 섭취는 소아 비만을 초래하므로 올바른 식사 습관을 가지도록 하고, 과식, 결식이나 폭식을 하지 않도록 한다. 열량만 많이 있는 단 음식, 자극성이 많은 청량음료 등의 섭취를 절제한다. 체중(kg)/신장(m^2)의 수치(체질량지수)는 20~25 범위를 유지하도록 한다.

③ 음식은 되도록 싱겁게 먹자.

고혈압 등 많은 질병의 위험 요인인 소금의 과다 섭취를 줄여서 질병 예방에 힘쓴다. 소금을 하루에 10 g 이하로 섭취하도록 하며 가공식품이나 저장식품의 염도를 필요 이상으로 높이지 않도록 한다.

④ 과음을 삼가자.

지방간, 간경변 등의 원인이 되고 간암의 위험 요인이 되는 알코올의 섭취를 줄인다. 과음은 알코올의 체내 작용으로 식욕을 저하시키고 다른 식품 중의 영양소 흡수의 이용을 방해하여 영양의 균형을 깨뜨린다.

⑤ 식사는 규칙적으로 즐겁게 하자.

식사는 일상생활의 원동력이므로 하루에 세 끼를 규칙적으로 하고, 즐거운 식사를 통하여 생활의 안정을 얻는다. 음식은 천천히 잘 씹어서 먹도록 하고 식사 시간을 가정생활의 구심점으로 하여 가족 간의 대화와 화합의 시간으로 만든다.

7. 비만의 진단

비만이란 단순하게 체중이 증가하는 것이 아니라 지방세포의 비정상적인 증가에 의해 체중이 증가되는 상태로 풍요롭고 복잡한 생활을 하게 되면서 과식, 신체활동의 부족, 과음, 식사 패턴의 불규칙 등 다양한 요인들이 복합적으로 작용하여 섭취한 열량보다 소비하는 열량이 적은 경우에 나타난다. 요즘 증가 추세인 고혈압, 당뇨병, 고지혈증 등의 질환과 밀접한 관계가 있으며 과다한 식사와 부족한 운동이 원인이 될 수 있다.

8. 표준 체중은?

일상생활에서 건강을 유지하는 데 가장 알맞은 체중을 '표준 체중'이라 하며 다음과 같이 구할 수 있다.

키가 150 cm 이하인 경우는 키－100

151~160 cm 인 경우는 (키－150) ÷ 2 + 50

161 cm 이상인 경우는 (키－100) × 0.9에 해당된다.

비만도를 구하는 공식은 (현재 체중 ÷ 표준 체중) × 100으로

비만도 90% 이하는 저체중

90~110%는 정상

110~120%는 과체중

120% 이상은 비만으로 진단한다.

예를 들면 현재 키가 170 cm이고 체중이 79 kg인 사람의 경우

표준체중은 (170－100) × 0.9 = 63 kg이고

비만도는 (79÷63) × 100 = 125%이므로 비만에 속한다.

9. 비만의 관리는 어떻게?

최근 생활 수준의 향상과 건강에 대한 관심의 증가로 건강 위해 인자로 비만증이 관심을 받고 있다. 과거에는 뚱뚱한 것을 건강해 보인다고 생각하는 경향이 있었는데 근래에는 비만한 경우에 고혈압, 당뇨병, 심장병, 통풍, 담석증 등의 질환에 걸릴 위험이 크다는 것이 알려져 주의를 요하고 있다. 또한 어렸을 때 비만하면 건강하고 활발한 어린 시절을 보내기 힘들며 어른이 된 후에도 비만이 될 가능성이 높으므로 주의해야 한다. 건강하고 아름다운 모습을 위하여 식사요법, 운동요법, 식습관의 개선을 적극적으로 꾸준히 할 필요가 있다.

비만은 유전적 요인, 환경 요인, 잘못된 식습관이나 운동 부족과 같은 개인의 행동 요인의 상호작용에 기인하며, 90% 이상이 과식, 식습관과 식사행동, 사회적 환경 인자에 기인하는 단순성 비만이다.

비만증 치료의 목적은 가능한 한 체지방 체중에는 영향을 주지 않고 지방조직의 양을 줄이는 것이다. 치료는 첫째, 적절한 음식을 통해 열량 섭취를 제한하고, 둘째, 운동을 통한 열량 소비를 증가시키고, 셋째, 교육을 통한 행동 수정을 하여야 한다. 그 외 약물요법이나 수술요법을 사용할 수 있다.

이러한 원칙하에 치료를 시도하여 적절한 체중 감량에 성공하였더라도 계속적인 노력을 기울이지 않을 경우 곧 본래의 비만 체중으로 환원되는 경우가 많다. 체중 감량보다는 감량된 체중을 유지하는 것이 어렵고 중요하다. 특히 식이요법 등의 치료로 체중 감량을 한 후 식이요법이 느슨해지는 경우 치료 이전의 체중 또는 그 이상으로 비만해지는 경우가 있는데 이를 요요현상이라 한다. 이러한 이유에서 체중 감량의 목표를 중등도로 서서히 할 것을 권고하고 있으며 실제 체중 감소 목표치를 현 체중의 10%로 정하는 것이 타당하며 10% 정도의 체중 감소로 당뇨병, 고혈압 등의 관리에는 충분한 효과가 나타날 수 있다. 비만 예방을 위한 식사의 요령은 다음과 같다.

① 설탕이나 꿀과 같이 단순 당질을 많이 사용한 식품(사탕, 탄산음료, 케익, 초콜릿 등)이나 음식을 피한다.
② 쇠고기, 돼지고기, 닭고기 등에 붙은 기름은 조리 전에 제거한다.
③ 기름이 많이 들어가는 조리법은 피한다. 중국 요리나 튀김보다는 백반 및 구이, 찜 등의 요리를 선택하는 것이 좋다.
④ 음식이 짜거나 매우면 식욕이 더 자극되므로 싱겁게 조리한다.
⑤ 다이어트 식품이라는 이름으로 판매되는 식품에는 무조건 열량이 없을 것이라고 믿지 않는다. 열량을 조금 줄여 놓은 경우가 많다.
⑥ 반드시 계량 기구로 음식을 달아보도록 한다.
⑦ 열량이 적은 식품(맑은 고기 국물, 푸른잎 채소, 오이, 김, 미역 등)을 적절히 이용한다. 가공된 식품보다는 식품을 직접 조리해서 먹는 것이 좋다.
⑧ 술을 피한다.
⑨ 외식을 할 때에는 하루 섭취량을 넘지 않도록 분량을 조절하고 식품을 골고루 섭취할 수 있는 것을 선택한다.

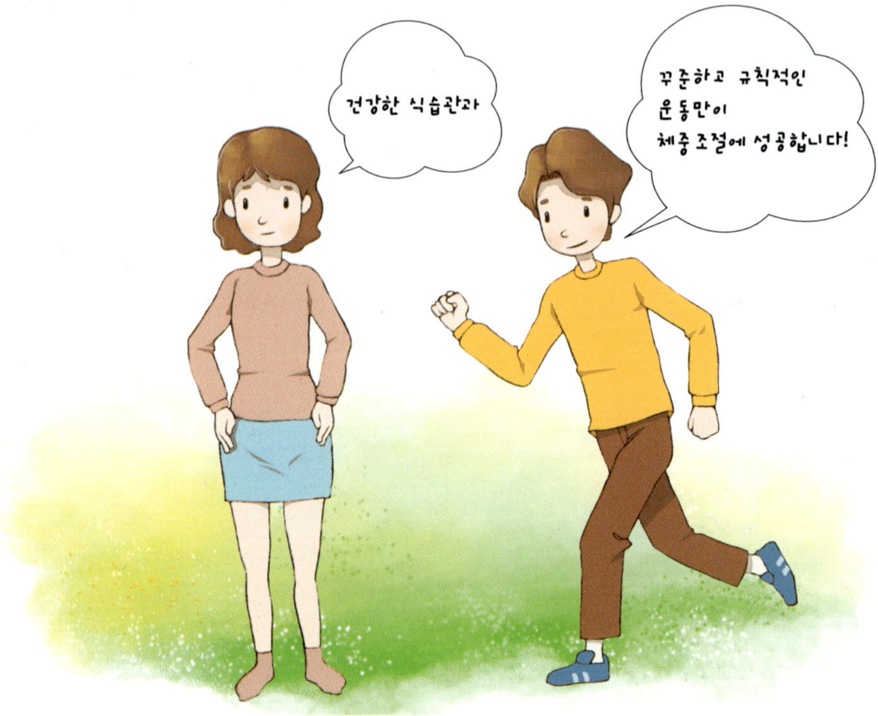
건강한 식습관과
꾸준하고 규칙적인
운동만이
체중 조절에 성공합니다!

이러한 식이요법과 더불어 치료에 필수적인 것은 신체활동량을 증가시켜 열량 소비를 증가시켜 주는 운동이다. 운동을 안 하고 식사량만 줄이면 근육이나 골격량이 줄어들면서 지방살만 남게 되므로 식사요법은 반드시 운동요법과 병행해야 한다.

한편 쉽고 빠르게 체중을 줄이고 싶은 소비자를 겨냥하여 다양한 종류의 제품들이 선보이고 있다. 체중을 줄이고자 하는 소비자들은 쉽게, 또 빨리 체중을 줄이고 싶기 때문에 '먹고 싶은 대로 먹고도 살을 뺄 수 있다'거나 '자는 동안 지방이 녹아 없어진다'는 등의 선전에 현혹되기 쉽다. 그러나 이와 같은 선전 중에는 오도되었거나 입증되지 않은 것이 많으며 일부는 거짓이 분명한 것도 있어 이로 인하여 소비자는 경제적으로 손해를 볼 뿐만 아니라 경우에 따라서는 건강에 심각한 문제를 얻을 수도 있다. 체중을 줄이기 위한 제품은 크게 식사를 조정하는 것, 기계적 혹은 전기적 장치를 이용한 것, 다이어트용 알약 등으로 분류해 볼 수 있으나 어떠한 것도 체중 조절을 장기간 가능하게 한다는 과학적 증거가 없으며 건강상의 위험을 초래하기도 한다. 안전하게 체중을 줄이고 이를 계속 유지하기 위해서는 오랜 기간에 걸쳐 식습관과 운동 습관을 바꾸어야 한다. 지금까지 체중 감소 방법으로 입증된 유일한 방법은 섭취 칼로리를 줄이거나 운동을 통하여 소비 칼로리를 높이는 것이다. 노력 없이 체중을 줄이는 방법은 없다는 것을 인식할 필요가 있다. 또한 만일 정상 체중을 가진 사람이면 더 이상 체중이 늘지 않도록 건전한 식생활과 규칙적인 운동을 유지하는 것이 중요하다.

4장

약물의 효과적인 복용

1. 여러 가지 약을 어떻게 복용하여야 하나?

K 환자가 혈액 검사에서, 심근경색증에 혈액 내 상승하는 효소인 CPK 수치가 많이 높다는 결과를 받았다. 생명이 위급할 수 있는 심근경색증 의심으로 심장 정밀 검사를 받았으나 이상이 없었다. 걱정이 되어 다른 병원에 갔는데 병원 간호사가 혹시 콜레스테롤 치료약을 복용하는지를 물어 왔다. 그는 평소에 콜레스테롤 수치가 높아 치료약을 복용하고 있었고 그 약의 부작용으로 혈액 내 CPK 수치가 상승하였던 것이었다. K 환자가 그동안 사망률이 높다는 심근경색증 의심으로 정신적으로 무척 고통을 받았는데 두 번째 병원 간호사가 해결해 주었다. K 환자의 약 부작용 소동에 대한 문제는 다음과 같은 원인으로 기인한 것이었다. 첫째 콜레스테롤 치료약을 처방한 의사가 약으로 인해 올 수 있는 CPK 부작용에 대한 설명을 하지 않았던 것이고, 그 약을 조

제한 약사도 CPK 상승에 대한 약 부작용을 K 환자에게 사전 정보를 주어야 할 의무가 있었는데 그리 하지 않은 것이었다. 둘째는 K 환자가 뒤에 진료받은 의사에게 현재 복용하고 있는 콜레스테롤 치료약 등의 처방을 보이지 않았던 것이다. 노령 인구가 늘고 의료보험 시행으로 병원 문턱이 낮아진 후로 여러 진료과에서 진료를 받고 여러 과의 처방을 동시에 받아 약을 복용하는 환자가 많아졌다. 필자의 전공인 소화기내과 환자를 주로 진료하면서 보면 약물로 인한 위장 증상으로 찾아오는 환자들이 있다. 여러 가지 약 처방을 줄이는 방법으로 어느 나라에서는 환자에게 3종류 이상의 약을 동시에 처방하여야 하는 경우에는 같이 복용하여도 체내에서 이상이 발생하지 않는다는 내용을 의사가 기술하고 처방을 한다.

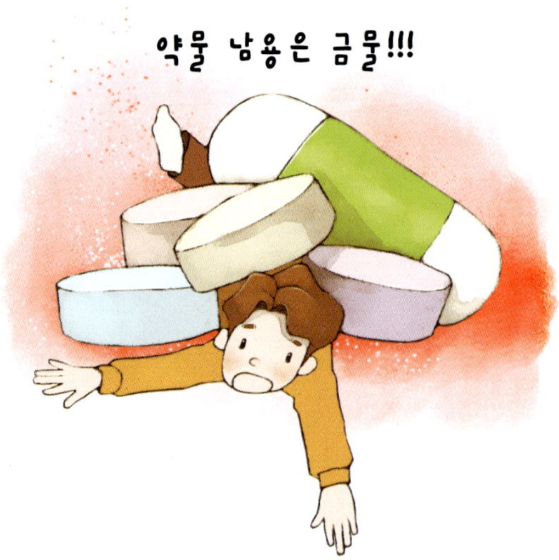

2. 여러 가지 약들을 같이 복용하면 부작용이 발생하지 않는가요?

P 환자는 만성 심부전증으로 오랫동안 심장 내과에서 디기탈리스 약으로 치료를 받아왔다. 위가 쓰리고 통증이 있어 겔(액체)로 된 위장약을 복용하였다. 위장 증상은 좋아지는데 심장병이 점점 악화되어 찾아왔다. 겔 위장약을 끊고 나니 심장병이 호전되었다. 여러 종류의 약을 복용하다 보면 위장 장애로 겔 위장약을 많이 복용하는데 다른 약이 흡수되지 않아 치료받고 있는 질병이 더 악화되는 경우도 있다. 어떤 약을 복용하고 위장 장애가 발생하거나 혹은 위장 장애를 미리 걱정하며 소화제를 흔히 같이 복용하기도 한다.

여러 가지 약을 복용한 후 위장 장애가 발생한다고 체내에서 소화 효소가 분비되지 않아 위장 장애가 발생하는 것은 아니다. 여러 가지 병으로 처방을 받으면 심지어 4~5개 진료과로부터 처방을 받는 환자도 있다. 그러다 보니 하루에 10~15가지 약물을 처방받아 복용하여야 하는 경우도 있다. 이러한 경우 환자가 처방받는 진료과마다 위장 장애가 있다고 하면 소화제를 매 처방에 받게 되니 하루 받는 처방 중 소화제가 무려 7정이나 되는 경우도 보았다.

지금은 진료 내용과 그 처방을 OCS라는 컴퓨터에 저장하는데 같은 병원에서 여러 진료과에서 진료를 받는 경우는 같은 환자가 앞의 진료과에서 받은 처방을 컴퓨터에 알려주는 병원이 많아 그나마 중복을 피할 수 있다. 다른 병원에서 진료를 받을 경우에는 먼저 간 병원에서 받은 처방을 다음 의사에게 보여 주지 않으면 현재 복용하는 약이 무엇인지 알 수가 없다. 현재 어떤 약을 처방받아 복용하면서 또 다른 원인으로 병원을 방문하여 처방을 받을 경우에는 전번에 다른 병원이나 과에서 받아 복용하고 있는 약의 처방을 뒤의 의사에게 반드시 보여야 한다.

3. 급한 병에 대한 약만 먼저 복용하면 어떨까요?

여러 가지 병이 겹쳐 다른 병원에서 여러 종류의 약을 처방받고 약의 부작용이 의심되는 경우 의사에게 어떻게 복용하여야 하는지 의논하여야 한다. 가능하면 급성 질병부터 먼저 복용하고 치료 후 동반된 다른 병에 처방받은 약을 복용하는 것이 좋다.

여러 진료과로부터 처방받은 약을 같이 복용하여 위장 장애를 일으키는 환자가 많다. 만성 질환 당뇨병, 고혈압, 심장병 등으로 약을 복용하는 환자가 많은데 이런 경우에는 치료약을 중단하지 못하는 상태도 있어 꼭 같이 복용하여야 할 경우에는 서로 다른 약의 복용 시간 차이를 한 시간 정도 간격으로 두고 복용하여, 약 효과를 더 높이고 부작용도 줄일 수 있다. 만성 질환에 복용하는 처방 중 위장 보호제(소화제), 영양제 등 치료와 직접 관계가 없는 약들은 가능한 한 줄여서 다른 약과의 상호 부작용을 줄일 수 있다.

4. 약 처방전을 받으면 보관하여야 하나?

약 처방전을 챙겨가는 환자가 많아졌는데 이는 올바른 것으로, 처방전은 반드시 보관하여야 한다. 병원에서 처방을 받아 약을 복용하고 있는데 또 다른 신체 이상으로 다른 병원에서 진료를 받으려고 할 때에 먼저 받은 처방을 다음 의사에게 보여 주지 않으면 어떤 약을 복용하고 있는지 알 수가 없다. 이와 같이 이미 복용하고 있는 약을 다음 의사에게 보여주지 않으면 중복 처방, 약물 상호 부작용 등을 가려낼 방법 없이 처방할 수밖에 없다. 처방전 없이 약만 들고 오는 환자가 있는데 의사에게는 약보다 처방전을 보여야 한다. 그러므로 진료를 받고

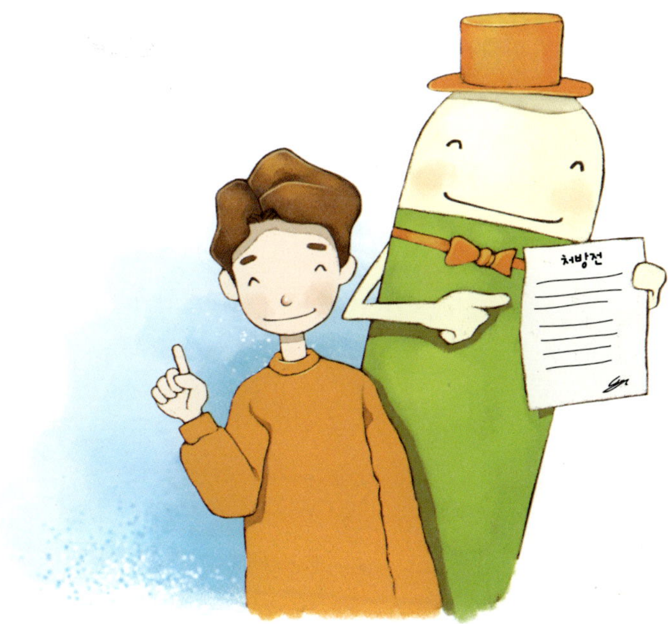

약 처방을 받은 환자는 반드시 처방을 두 장 받아 한 장은 약국에 주고 한 장은 자신이 보관하였다가 또 다른 진료과에서 진료를 받는 경우에 의사에게 보여 주어야 한다. 약을 조제하는 약사는 환자마다 현재 복용하고 있는 약이 있는지 중복 처방은 없는지 환자에게 발생할 수 있는 부작용 등을 설명해 주어야 한다. 의사는 약 처방을 해 주는 환자에게 현재 다른 약을 복용하고 있는지 여부를 물어본 후 다음 처방하여야 한다. 여러 종류의 약이 인체에 들어가 서로 어떤 작용을 하는지 잘 알려지지 않은 경우에는 같이 복용하지 않는 것이 원칙이다. 환자, 의사, 약사, 간호사가 약물에 의한 부작용을 미리 막기 위한 노력으로 진료받으러 오는 환자마다 복용하고 있는 약물에 대한 관심을 가져야 한다. 환자와 의료 종사자들이 약물에 대한 정보에 관심을 가지고 환자에게 알려줄 수 있도록 하여야 한다.

약물 복용에 대한 관심과 이와 같은 노력으로 원래 목적인 치료 효과로 국민 건강 지수를 더 높일 수 있을 것이다.

5장

영상 진단 검사에 대한 상식

1. CT와 MRI 검사는 어떤 검사인가?

암 진단에 이용되는 X-선, 컴퓨터단층(CT)촬영, 자기공명영상(MRI) 촬영은 종양 크기가 1 cm 이상, 무게 1 g 이상이 되어야만 식별이 가능하다. 그러나 이때에는 벌써 암세포 수가 10억 개를 넘은 상태이다. 종양 크기가 1 cm 미만일 때 조기에 발견하려면 첨단 기기를 갖춘 영상 기기를 이용해 검사하는 것이 좋다. 조기 발견이 힘든 것으로 알려진 폐암은 저선량 CT를 이용하면 기존 X-선 촬영보다 7배 이상 조기 발견이 높다. 3 mm 이상의 폐암 조직을 발견할 수 있다.

폐암의 고 위험군인 45세 이상의 흡연자라면 1년마다 검사를 받아 보는 것이 좋다.

2. PET-CT로 모든 암이 진단된다고 하던데?

'암 추적 레이더망'으로 불리기도 하는데 암 조기 발견에 이용된다. PET-CT는 기존 PET가 CT나 MRI에 비해 암이 있다는 것을 쉽게 알 수 있으나 그 위치를 정확하게 알 수 없었던 점을 보완한 것이다. 폐암, 식도암, 유방암, 갑상선암, 자궁암, 뇌종양 등의 조기 진단, 주변 장기 전이, 재발 여부, 등을 비교적 정확하게 진단할 수 있다. PET-CT는 움직임이 많은 위장, 대장, 신장 검사에는 적당하지 않다. 비용이 비싼 편이다.

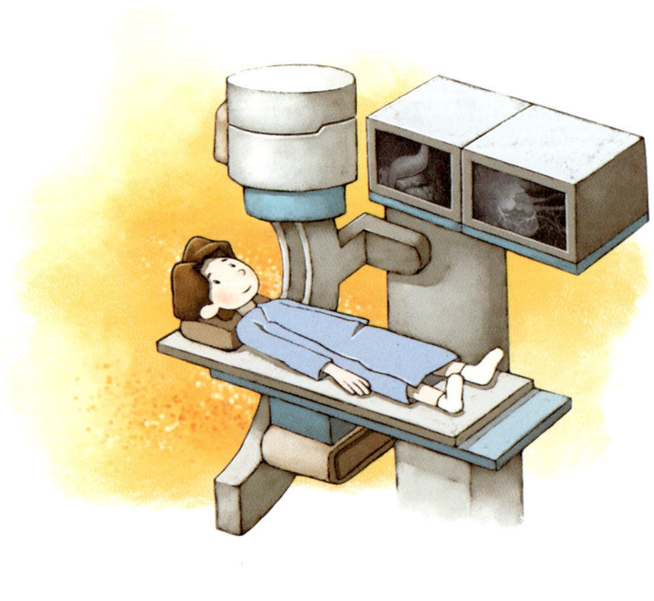

3. 초음파, CT, MRI, PET-CT 검사는 자주 받아도 방사능 위험이 없는가?

초음파, MRI 검사는 방사능 노출이 없어 반복해 검사를 받아도 관계없다. 그 외에 흉부 X-선 촬영 등 일반 X-선 검사, CT, PET-CT 등은 방사능 정도에 따라 방사능에 노출될 수 있다. 1년에 인체가 자연에서 노출되는 방사선량은 2.4 mSv이다. 예를 들면 보통 환자가 흉부 X-선 사진을 한 번 촬영할 때 받는 방사선량은 1 us로, 자연 방사선 노출량의 1/10인 0.2~0.3 mSv이다. 현대 의학으로 암을 가장 쉽게 조기에 발견하는 데 이용하는 PET-CT 검사의 방사선량은 1회 검사 시 약 2.24 mSv로 흉부 X-선 촬영 시 받는 방사선량의 약 10배이다. 그러나 검사가 끝나는 시간이 되면 이미 몸에서는 50% 정도가 빠져나간다. 인체가 방사선에 노출될 수 있는 검사는 의사의 지시에 따라 진단 목적으로 꼭 필요할 때 검사를 받아, 불필요한 방사선 노출을 피하는 것이 바람직하다. CT, PET-CT 검사가 만능인 줄 알고 의사의 지시도 받지 않고 검사를 해 주기를 원하는 환자가 많다. 영상의학 검사는 반드시 의사의 진료를 받고 꼭 필요할 때에 받아 누적 방사선 피폭을 최소화해야 한다.

6장
건강 관리를 위한 일반 상식

1. '위장은 음식이 흐르는 강'

인체에 질병을 발생시키는 원인 인자들 중 음식물이나 음료수와 같이 입으로 체내에 들어가는 것과 공기를 통해 호흡기를 통하여 들어가는 것이 많다. 세균, 발암성 물질, 농약, 화학 물질 등이 먹는 물이나 음식과 함께 입을 통해 인체 내에 들어가 질병을 일으키는 경우가 많다. 위장을 '음식이 흐르는 강'으로 비유하면 인체의 강을 오염시키는 물질이 입으로 들어가는 경우가 많으니 물이나 음식이 의심스러운 경우에는 입에 넣지 않는 것이 바람직하다. 중금속이나 세균이 정수된 물을 마시는 것도 건강 관리에 또한 중요한 방법이다.

호흡기를 통해서 체내에 들어가는 것 중 대표적으로 해로운 것이 흡연으로, 담배에는 그 종류에 따라 여러 종류의 발암 물질이 함유되어 있다. 그 외에 자동차 매연 등 대기 오염으로 화학 성분 물질이 체내에 들어올 수 있으므로 가능한 한 그와 같은 대기 오염에서 피해 생활하여야 한다.

균형 있는 식사로 과식을 피하여 표준 체중을 항상 유지하여야 한다. 성인병이 발생하는 시기인 40세부터는 건강 검진을 2년마다 받는 것이 좋고 특수한 장기에 의심스러운 이상이 발견되면 의사 지시로 필요한 시기에 특수 검사를 받아 조기에 이상을 발견하여 치료받아야 한다. 정기적 검진으로 질병을 조기에 발견해서 치료받아야 한다. 평소에 건강 관리와 관련한 건강 강의나 책자를 통해서 건강 관리에 대한 상식을 많이 아는 것도 건강 관리에 크게 도움이 된다.

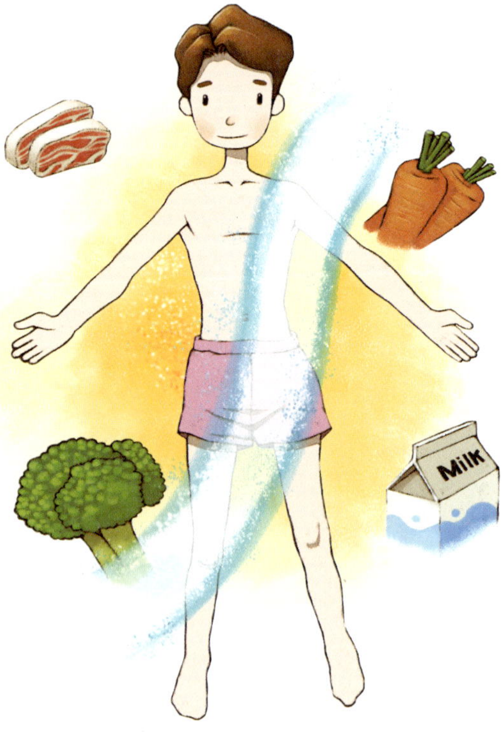

2. 종합 검진은 어떻게 받는 것이 좋은가?

종합 검진을 받는 환자들 중 질병이 조기에 발견되어 치료받고 생명이 연장되는 환자들이 많이 있다. 건강 검진이 일반화된 후로 수명이 연장되는 환자가 많아졌다. 여러 형태의 건강 검진을 통해, 시한부 생명이 될 수 있었던 사람이 질병을 조기에 발견하여 치료한 후 생명이 연장되는 경우들이 있다.

70대 P 여자 환자가 속쓰림 증상으로 위 내시경 검사를 받으러 오면서 아무런 증상이 없는 남편에게 위 내시경 검사를 받아보라는 권유를 하여, 부부가 함께 검사를 받게 되었다. 부부의 위 내시경 검사 결과 부인은 위염으로 특이한 증상이 없었으나 남편은 조기 위암이 있었다. 남편은 부인의 검진 권유 덕분에 조기 위암 수술을 받게 되었고, 그 후 항암 치료가 필요 없이 잘 지내고 있다.

40대 S 남자 환자가 신체적으로 아무런 이상이 없이 종합 검진을 받으러 왔다. 여러 가지 혈중 암 표지자 검사 중 CEA치가 조금 상승해 있었다. 오랫동안의 흡연으로 CEA가 그 정도 상승할 수 있으니 한동안 흡연을 중단하고 재검사를 받기로 했는데, 재검사에서도 그 수치가 계속하여 상승해 있었다. 결국 PET-CT 촬영 검사로 폐암이 진단되었다.

71세 전립선 비대증 환자 K씨는 비뇨기과에서 오랫동안 전립선 비대증 약을 복용하면서 혈중 암 표지자 검사인 PSA치가 조금 상승해 있었다. 평소 건강에 대해 적극적인 성향이 있는 환자로 PSA치 상승에 민감하여 전립선 조직 검사를 자청하여 받았다. 7개의 조직 절편 중 1곳에서 암세포가 발견되어 수술을 받았다. 건강 검진에 대한 본인의 상식과 적극성 덕분으로 벌써 돌아가셨을 수 있는 환자가 수술 후 수년간 아직도 잘 지내고 있다. 이와 같이 건강에 대한 상식과 적극성을 가지고 정기적 검진으로 장수하는 환자를 많이 경험하고 있다.

건강보험공단에서 2년에 한 번씩 하는 종합 검진 항목은 기본적 검진 항목에 연령별, 평소 건강 이상에 따라 필요한 항목을 추가하여 검진을 받는 것이 최선의 방법이다. 예를 들면 위 내시경 검사에서 위축성 위염에 장 상피화생이 동반하였다는 진단을 받았다면 매년 위 내시경 검사를 받아야 한다. 대장 내시경 검사는 건강 보험의 항목에 포함되지 않았는데 50대부터는 대장 내시경 검사를 추가로 받아야 한다.

가계에 대장암 환자가 있는 후손은 40대에 대장 내시경 검사를 받는 것이 바람직하다. 대장 내시경 검사에서 이상 소견이 없으면 5년, 대장 용종이나 선종을 제거한 경우는 2~3년 후에 대장 내시경 검사를 받아야 한다. 대장 내시경 검사에서 대장 용종이 많이 발견되면 2년의 추적 대장 내시경 검사를 받아보는 것이 좋다.

이와 같이 현재의 건강 상태와 옛날에 진단받았던 병의 정도에 따라 다음 해 종합 검진에 건강 보험 종합 검진 항목에 추가하여 검진을 받는 것이 이상적인 방법이다.

예를 들면 전립선 비대증이 있는 사람은 해마다 혈액으로 종양 표지자 PSA 검사가 필수이다. 당뇨병, 고혈압, 위암, 대장암등 가계에 가족력의 병력이 있는 후손은 그 질병에 대한 특수 검사를 필요한 시기에 검사를 받아야 한다.

생일이 든 한 달 동안에 자기에게 필요한 신체검사를 완전하게 받는, 즉 '인체 도크(Human dock)'를 저자는 권하는 바이다.

3. 암 예방은?

우리나라 사람이 암으로 사망하는 비율은 약 20%이고, 그중 제일 빈도가 높은 것이 위암이다.

암의 발생 빈도를 보면 남자는 위암, 폐암, 간암, 대장암, 방광암, 식도암의 순이고, 여자는 위암, 유방암, 자궁경부암, 대장암, 갑상선암, 폐암, 간암의 순으로 많이 발생한다.

암을 일으키는 일반적인 요인은 흡연, 음주, 일부 식품의 첨가물, 농약, 중금속, 산업 오염물, 발암 물질이 함유되었거나 오염된 음식, 특정한 영양소의 결핍 또는 과잉, 식이 습관 등이다.

담배에는 발암 물질이 약 20종류가 함유되어 있어 체내에 흡수되어 폐암 외에도 췌암 등도 일으킨다.

인체를 '흐르는 강'에 비유하여 암의 발생을 설명하기도 하는데, 공해물질의 오염, 식품의 유해물질, 식품 첨가물, 변화된 식품성분 등이 강으로 계속해서 흘러 들어오면 강이 오염되듯이 인체도 오염되어 암이 발생한다는 것이다.

이와 같이 암을 발생시킬 가능성이 있는 요인들을 알고, 인체에 들어가지 않도록 노력하는 것이 암 예방의 최선의 방법이다.

술을 폭음하면 암이 발생한다는 설이 있는데, 폭음하면 체내의 면역세포가 감소하고 이렇게 되면 종양세포와 암을 야기하는 바이러스를 처리하지 못하므로 이들 세포들이 증가하여 암을 발생시키는 것이다. 음주는 간암, 폐암, 소화기 암이 발생하는 주 요인이 되므로 술을 자주 폭음하면 좋지 않다.

암을 예방하는 방법은 1차 예방으로 식생활 개선과 금연 등으로 약 64.5% 예방 효과를 볼 수 있고, 2차 예방으로 조기진단 특히 위, 유방, 자궁암 등의 조기 발견으로 약 62%의 예방효과를 얻을 수 있다. 이와 같이 암예방을 위해 노력하면 약 60%는 예방을 할 수 있다는 것이다.

발암성 물질을 음식에서 제거하고 과식, 동물성 기름, 탄 음식, 곰팡이에 오염된 식품 등을 피하는 것도 암예방 방법 중의 하나이다.

근래에 냉장고가 많이 보급된 후로 냉장고를 너무 믿고, 냉장고에서 부패되어 곰팡이가 발생한 것도 모르고 음식을 먹을 수도 있는데, 곰팡이도 암의 한 원인이 되므로 냉장고에 보관한 음식도 부패 여부를 확인하고 먹어야 한다.

비타민 A, C, D, E를 많이 섭취하고 섬유소가 많은 녹황색의 채소와 과일과 잡곡을 많이 섭취하는 것이 암예방에 좋다.

녹황색 채소와 과일, 당근, 고구마 등에 많이 함유된 베타카로틴은 T 임파구의 활성을 증가시켜서 암세포를 파괴시킨다. 과일을 '하루에 4번(Four in a Day)' 먹으면 암이 예방된다는 의학회의 충고도 있다.

평소에 위암을 발생시키는 원인들을 피하는 것이 좋은데, 소금에 절인 짠 음식, 술, 훈제 고기, 절인 고기, 세균으로 부패된 음식, 위산 분비 억제제를 장기간 복용하여 위의 산을 중화시키는 것 등이 위암을 일으키는 요인이다.

위암은 초기에는 일반적으로 증상이 없으므로 조기에 진단을 받는 것이 최선의 방법이다.

4. 식중독 예방은?

세균이나 그 독소에 오염된 식품을 섭취하거나 식물 독(독버섯), 동물 독(복어), 중금속, 화학물질 등을 섭취하였을 때 설사, 구토, 발열 등이 나타난다.

식중독은 세균성 식중독이 80% 이상으로 대부분을 차지하고 있으며 특히 하절기에 볼 수 있는 식중독은 거의 대부분이 세균성 식중독이다. 식중독은 발생 원인에 따라 나타나는 증세에 차이가 있지만 대부분은 특정한 음식을 먹은 후 72시간 이내에 구토, 복통, 설사, 발열 등이 있게 된다. 대개의 집단적인 식중독은 음식물을 부적당한 온도에서 장시간 보관하였을 때 발생한다. 따라서 식중독은 음식물을 위생적으로 취급하고 적절하게 보관하면 대부분 예방할 수 있다. 식중독의 원인이 되는 포도상구균의 장독소는 열로써도 파괴되지 않기 때문에 일단 의심이 되면 먹지 말고 버려야 한다. 고온 다습한 하절기에는 한꺼번에 음식을 많이 만들어 보관하지 말고 될 수 있는 대로 한 번에 먹을 수 있을 정도의 양을 조리하여야 한다. 오염된 칼이나 조리 기구는 식중독의 감염원이 될 수 있으므로 닭고기, 소고기, 돼지고기 등의 육류를 비롯하여 달걀 등을 조리할 때는 특히 유의하여야 한다. 바닷물의 온도가 따뜻해지는 하절기에 비브리오균에 의한 식중독이 호발하기 때문에 하절기에는 어패류는 날로 먹지 말고 철저히 익혀서 먹도록 하는 것이 안전하다.

원인 중 세균 감염은 살모넬라균이나 장비브리오균으로 인한 것이 많고 세균이 내는 독소에 의한 것은 포도상구균이나 보틀리누스균이 원인으로 흔하다. 증상으로 복통과 오한을 동반하는 경우도 있다.

특히 간질환이나 만성 음주력이 있는 사람은 일반적으로 면역기능이 떨어져 있어 세균 감염이 잘 되므로 어패류의 생식을 금해야 한다. 대부분의 식중독은 특별한 치료 없이도 저절로 낫는 경우가 많기 때문에 식중독의 치료는 대증요법에 주로 의존한다. 그러나 유아나 노인 병약자에서는 특별한 주의를 요한다. 설사가 2일 이상 계속될 경우, 대변에 점액, 혈액, 기생충 같은 것이 섞여 나오는 경우, 체온이 38.3도 이상 오르면서 복통이 계속될 경우, 갈증, 피부의 주름, 소변량 감소, 무뇨 등의 탈수 증상이 나타나면 위중한 상태이다.

장티푸스, 콜레라 등의 여름철에 발생하는 수인성(물을 매개로 함) 전염병은 물을 오래 끓여서 먹고, 귀가하면 반드시 손을 씻고, 생선회는 가급적 삼가 익힌 것을 먹고, 주방 용기 및 집안을 청결히 함으로써 예방할 수 있다.

5. 기생충 약은 복용하여야 하는가?

우리나라가 채소 농사에 인분을 비료로 사용하였던 시기에는 기생충 감염으로 인한 환자를 많이 볼 수 있었다. 그 후 화학 비료가 사용된 후에는 기생충 감염 환자를 거의 볼 수 없었는데 최근에 의학회에 기생충 감염 환자가 증가하는 것이 보고되고 있다. 추측으로는 인분을 사용하는 동남아 지역의 채소가 수입되면서 기생충 환자가 발생하는 것을 원인으로 추정하고 있다. 현재 기생충 환자가 가끔 발생하기 때문에 1년에 1~2회에 구충제를 복용하는 것을 권하고 있다.

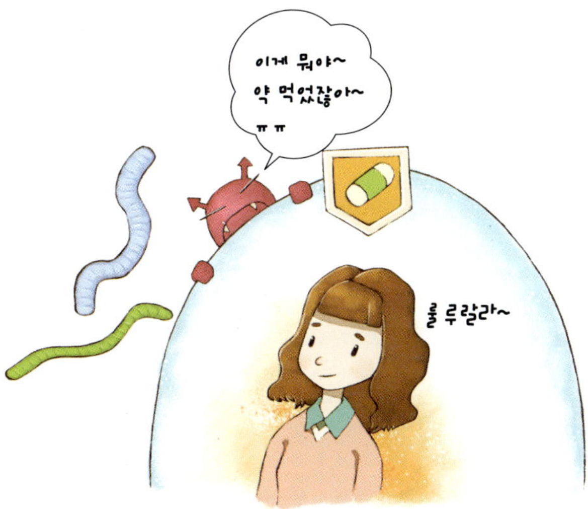

6. 원인 모르게 체중이 감소하는데?

일반적으로 체중 감소 증세를 호소하는 환자를 보면 의사들은 중한 병을 의심하고 긴장한다. 암 질환, 만성 질환 등이 의심되는 경우에는 정밀 검사를 받아야 한다. 위장에 특별한 이상이 없는데도 위장 증상이 있는 환자가 죽을 장기간 먹어 체중이 감소하는 경우도 있다. 위장 이상으로 죽을 장기간 먹어야 하는 경우는 드물다. 죽을 오래 먹으면 오히려 위의 기능이 떨어져 소화가 안 된다. 위장 검사에 이상이 없으면 암 질환, 갑상선 검사 등 종합 검사를 받아야 한다.

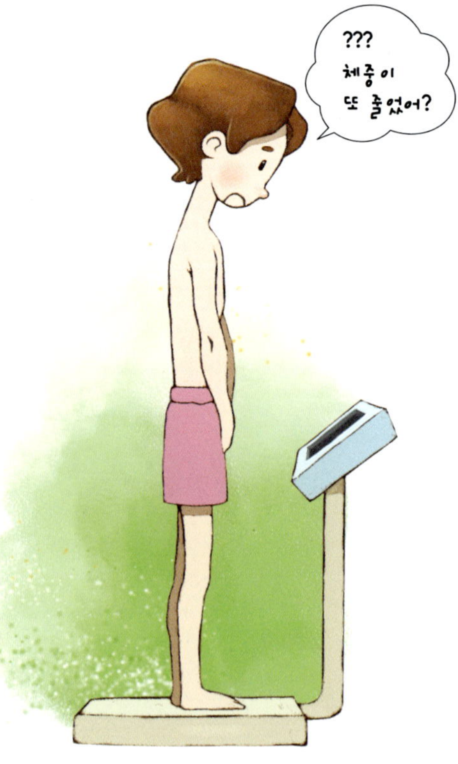

7. 어지러움증은 어느 과에서 진료받아야 하는가?

어지러움 증세를 일으키는 원인은 여러 가지이다. 먼저 일반 혈액 검사로 빈혈이 있는지를 검사를 해야 한다. 이상이 없으면 귀의 중간 부분에 있는 평형 감각 기관 이상으로 어지러움 증상이 올 수 있으므로 이비인후과에서 진료를 받아야 한다.

착용하고 있는 안경의 시력 교정이 잘 되지 않은 경우에도 어지러움증을 호소하는 환자가 있다. 심장 부정맥이 있으면 어지러움 증세가 올 수 있다.

누운 자세나 앉은 자세에서 갑자기 일어설 때 순간적으로 어지러움 증세를 느끼는 것을 호소하는 환자를 많이 본다. 이는 갑자기 체위를 바꾸면서 뇌에 일시적으로 혈액 순환이 감소하여 오는 일시적인 뇌 빈혈로 인한 것으로, 순간적으로 오는 기립성 저혈압에 의한 것이다. 이때는 몸을 움직이지 말고 조금 시간이 지나면 혈액 순환이 회복되면서 어지러움 증세가 곧 호전된다.

8. 소화기 질환 진단에 어떤 검사를 하나?

식도, 위, 소장, 대장에 대한 영상적 진단 방법은 조영제를 이용한 방사선 검사를 한다. 그러나 방사선 검사로 이상 소견이 발견되면 그 부위에 조직 검사를 내시경으로 확인하여야 하는 경우가 대부분이다. 그러므로 이들 장기에 대한 일차적 검사 방법으로 거의 내시경 검사가 사용되고 있다. 간, 담관, 담낭, 췌장에 대한 검사는 일차적으로 초음파 검사로 하고, 이에 의심스러운 병변이 발견되면 CT, MRI 검사를 선택한다. 위장관 운동 이상으로 오는 질환에 대해서는 위장관 운동을 검사하는 방법이 몇 가지 있다.

역류성 식도염 진단에는 24시간 식도 산도검사를 식도 운동검사와 동시에 할 수 있다. 위운동 검사는 동위원소를 이용한 위배출 검사와 위전도검사가 있다. 위장관 출혈 시의 검사는 일차적으로 거의 내시경 검사가 실시되며 이것으로 출혈 부위가 발견되지 않으면 혈관조영술과 혈관동위원소 검사를 선택하여 출혈 병소를 찾는다. 간에 대한 검사는 간기능검사, 간암 표지자인 알파 페토 단백질, 초음파 검사를 일차로 하고 종양에 대한 정밀검사로서 CT, MRI 검사를 선택하여 실시한다. 췌장에 대한 검사에는, 췌장염은 혈액, 초음파 검사, 만성 췌장염이나 췌장암에는 CT, MRI, 췌관 내시경 검사, 혈액으로 췌장암 표지자인 CA 19-9를 검사한다. 대장암이 의심될 때에 대장암 표지자인 CEA검사를 하는데 이는 대장암 수술 전후에 예후 판정에도 이용한다.

9. 소화기계 질환의 진단과 치료에 내시경이 어떻게 얼마나 역할을 하나?

위장관 특히 식도, 위, 대장 질환에 대한 진단 및 치료에 대한 내시경 사용은 절대적이다. 아주 미세한 병변이라도 육안으로 관찰하고 필요하면 그 부위에 조직 생검을 동시에 실시하여 확진을 할 수 있다. 내시경적 진단의 정확도는 내시경 의사의 지식과 숙련도와 비례한다. 위장관으로부터의 출혈 부위에 대해 지혈적 시술을 할 수 있는 것도 큰 특징이다. 또한 암의 전 단계인 위, 대장 용종과 조기암 병변을 내시경적으로 제거할 수 있다. 암으로 인해서 위장관에 폐색이 온 경우에 수술이 불가능한 환자에 대해 관해요법으로 튜브를 삽관하여 음식물이 한동안 통과할 수 있도록 할 수 있다. 담관 및 췌관에 대한 내시경 검사는 초음파, CT, MRI 등 영상진단으로 이상이 있는 부위를 보다 정확하게 진단할 수 있다. 간내 · 간외 담관의 담석을 내시경으로 제거할 수도 있다. 특히 모든 담관과 췌관 내에 내시경을 삽입하여 관찰하면서 조직 생검을 실시할 수 있다. 담관암으로 수술이 불가능한 환자에 대해서도 폐색 부위에 튜브를 삽관하여 정체된 담즙을 장으로 흘러 내려갈 수 있게 하는 시술을 한다. 이 시술은 담관계 수술에 오는 담관 협착으로 인한 폐색 환자에게도 시행한다. 근래에 캡슐 내시경이 개발되어 위장관을 통과하면서 영상으로 진단하는 이 개발되었는데, 특히 종래 내시경으로 검사가 취약한 소장 질환 진단에 도움이 될 수 있는 것으로 기대된다. 이와 같이 현재 위장관, 췌담관계의 진단 및 치료에 내시경이 절대적인 역할을 하고 있다.

색 인

ㄹ

ㅁ

ㅂ

ㅈ

ㅊ

ㅋ, ㅌ

ㅍ

ㅎ

기타

당신의 위장은 건강하십니까?
개정 4판

정가 12,000원

ISBN 978-89-7043-885-6

2003년 2월 5일 제3판 발 행
2012년 3월 15일 제4판 인 쇄
2012년 3월 20일 제4판 발 행

저자 : 양웅석
발행자 : 최병진

편집 : 전가람
교정 : 전가람
삽화 : 임시응
표지 : 서상석
제작 : 이창용

발행처 : 도서출판 **고 려 의 학**
(136-821) 서울 성북구 성북동1가 115-24 보문빌딩 3층
Tel. 765-0333, 0337 Fax. 743-2288
등록번호 : 제 1-519호 1978. 6. 29.

※ 이 책은 저자와의 계약에 의해 고려의학출판사에서 발행합니다.
※ 불법복사에 관여하는 자는 저작권법 제97의 5(권리의 침해죄)에 따라 5년 이하의 징역 또는 5천만 원 이하의 벌금에 처하거나 이를 병과할 수 있습니다.

※검인은 저자와의 합의 하에 생략합니다.
※ 낙장 및 파본은 교환해 드립니다.